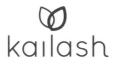

Kristin Rübesamen

Das Yoga ABC

Von A wie Atmen
bis Z wie Zehnerkarte

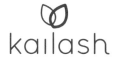
kailash

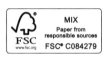

Verlagsgruppe Random House FSC® N001967
Das für dieses Buch verwendete FSC®-zertifizierte Papier
Tauro liefert Papier Union.

1. Auflage
Originalausgabe
© 2014 Kailash Verlag, München
in der Verlagsgruppe Random House GmbH
Illustration und Covergestaltung: Friederike Bothe | grafiksalon
Umschlaggestaltung: ki 36, Sabine Krohberger Editorial Design, München
Satz: EDV-Fotosatz Huber/Verlagsservice G. Pfeifer, Germering
Druck und Bindung: Print Consult, München
Printed in Slovak Republic
ISBN 978-3-424-63097-8
www.kailash-verlag.de

Inhalt

Vorwort

Ich schrieb das »Yoga ABC« von Herbst 2012 bis Winter 2013. Bei F hatte ich bereits einen ersten Tiefpunkt, bei Q dachte ich, das nimmt nie ein Ende, bei W habe ich gedacht, ohne die Kolumne nicht mehr leben zu können und bei Z bedauert, dass wir in Deutschland kein Alphabet mit 74 Symbolen haben wie die Khmer. Es war nicht das erste Mal, dass ich über Yoga schrieb. 2009 habe ich ein ganzes Buch mit dem Titel »Alle sind erleuchtet« darüber geschrieben, und warum ich mein Leben für Yoga total umgekrempelt habe. Ich werde bis heute von Zeitschriften angerufen, die eine fundierte, leidenschaftliche Geschichte über Yoga haben wollen, gerne mit einem »Augenzwinkern« geschrieben. Wegen dieses Augenzwinkerns, das sich die Redaktionen wünschen, um nicht in die Nähe von Sekten oder esoterischen Swinger-Clubs (wer weiß schon, was in diesen Ashrams wirklich läuft …) zu geraten, bin ich gut im Geschäft. Auch wenn ich das Augenzwinkern und die damit einhergehende Ironie natürlich beherrsche und tatsächlich über viele Phänomene in der Yoga-Welt nur den Kopf schütteln kann, langweilt mich diese Einstellung, wenn ich ganz ehrlich bin. Denn es sind nur Phänomene. Die tatsächlichen Erfahrungen, die Menschen im Yoga machen, sind nichts, worüber ich mich erheben würde.

Ich finde es immer noch verrückt, welchen ungeheuren Stellenwert Yoga in den letzten zehn Jahren bei uns in der sogenannten Ersten Welt bekommen hat, und frage mich oft, was diese Entwicklung zu bedeuten hat. Wie kann es sein, dass ausgerechnet in den reichsten Ländern der Welt die seelische und körperliche Pein als so stark empfunden wird, dass nur Yoga zu helfen scheint? All diese weißen, dünnen Frauen, die ich in meinen Klassen sehe, diese starken, tüchtigen, schönen Frauen müssen unabhängig von der Kraft, die sie im Yoga finden, im tiefsten Inneren spüren, dass ihnen etwas fehlt, dass sie nicht genügen, und dass sie das, was ihnen fehlt, auf der Matte finden – anders kann ich es mir nicht erklären. Manchmal frage ich mich auch, welche Konsequenzen die innere Auseinandersetzung, die im Yoga stattfindet, diese Psycho-Waschmaschine, die da läuft, eigentlich für das Leben jenseits der Matte hat. Die Wahrheit ist: in den meisten Fällen keine. Aber dann eben wieder doch. Leute stellen sich Fragen, werden nachdenklich oder sich zumindest bewusst darüber, welche Gewohnheiten sie haben.

Und ich selbst? Ich bin der größte Yoga-Junkie von allen. Übe nach wie vor jeden Tag, bin unausstehlich, wenn ich nicht zum Yoga komme, und doch ändert sich etwas. Ein Teil meiner Praxis besteht jetzt darin, bei Yumig e.V. mitzuarbeiten, einem Verein, der Yoga und Meditation ins Gefängnis bringt. Als Chefredakteurin von www.yogaeasy.de versuche ich, Programme für alte Leute und Randgruppen jeder Art mit anzuschieben. Ich suche – viel zu nachlässig, aber immer wieder - bei mir im Viertel nach einem Raum für ein Jugendsozialprojekt, bei dem es um Yoga gehen soll. Ich möchte Yoga also denen zugänglich machen, die noch nicht mal auf die Idee gekommen sind, dass es so etwas wie inneren Frieden geben könnte.

Außerdem beschäftige ich mich mit Vanda Scaravelli, der großartigen italienischen Yogalehrerin, die – geboren zu Beginn des letzten Jahrhunderts – bis zu ihrem Tod mit 91 Jahren niemals eine Methode erfinden wollte und dennoch einen Begriff geprägt hat, der mich gar nicht mehr loslassen will: »Allegrezza« – das intelligente Herz. Wenn ich vor 20 Jahren mein Alphabet mit A wie Aspirin und Z wie Zigaretten begonnen hätte, dann würde ich heute damit anfangen. Allegrezza. Eine Zigarette rauche ich immer noch gelegentlich. Es wird einem so schön schwindlig davon.

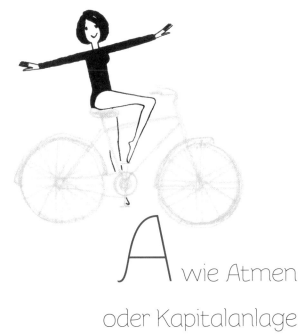

A wie Atmen

oder Kapitalanlage

....

Ich war schon ziemlich lange auf der Welt, bis ich die Sache mit dem Atmen kapierte. Warum sich mit etwas beschäftigen, das so wunderbar von alleine funktioniert und erst schwierig wird, sobald man versucht, es bewusst zu tun. So wie freihändig Fahrradfahren. In dem Moment, wo einem klar wird, wie relativ lebensgefährlich es ist, den Lenker sich selbst zu überlassen, fängt man an zu wackeln. Aber der Reihe nach.

Es hat sich längst herumgesprochen, dass Yoga nichts mit Stretching zu tun hat oder nur was für Verdrehte ist, auch wenn beides durchaus zutrifft. Es ist mehr, viel mehr, und dieser Mehrwert liegt darin, durch Konzentration und bewusstes Atmen das Bewusstsein zu verändern. Mehr spüren, weniger wollen.

»Jeder, der atmen kann, kann Yoga üben«, sagte Sri Tirumalai Krishnamacharya, der Vater des modernen Yoga. Ich würde sogar noch weitergehen. »Wer darauf verzichtet, ist tot.« Anatomisch sowieso, aber auch spirituell. Atmen ist das Erste, was wir tun im Leben, deshalb fängt dieses Yoga-ABC auch damit an. Es ist auch das Letzte, was wir tun. Und dazwischen liegen Millionen Atemzüge, die uns daran erinnern, dass das Leben kurz und hart ist und wir besser das Beste draus machen sollten.

Deshalb sieht man uns Yogis oft im Schneidersitz, wie wir abwechselnd durch ein Nasenloch atmen, in die einzelnen Teile der Lunge atmen, oder während der Atmung summen wie Bienen. Das ist übrigens eine der unterschätzten Wirkungen des Yoga: Hat man erst mal lange genug auf seiner Matte herumgeturnt, ist einem nichts mehr peinlich im Leben. Nicht zwingenderweise eine gute Nachricht. In der Schule, in der ich unterrichte, zeichnet sich neuerdings ein Trend ab, der mich etwas irritiert.

Einige der Lehrer fordern die Schüler auf, vorzugsweise im Hund (für alle Nicht-Yogis: eine der wichtigsten Asanas, einfach kurz googlen bitte), tief einzuatmen, die Atmung anzuhalten und dann alles »mit einer schönen Löwenatmung rauszulassen«. Genauso hört sich das dann an. Den gesamten Weltschmerz von Berlin Mitte, jede noch so weit zurückliegende Demütigung beim Volleyball, der Regenguss gerade noch vor der Stunde, jetzt bitte »Mund auf, Zunge raus und raus damit!«

Wie schlecht kann es diesen Menschen hier in Mitteleuropa gehen? Niemand hat sie zusammengeschlagen und sie sehen auch nicht so aus, als wenden sie selbst gerne Gewalt an. Früher hat sie der Wohlstand glücklich gemacht, jetzt haben sie Angst. Besonders die Männer, ist mir aufgefallen, brüllen laut und stöhnen, animiert durch die Löwenatmung, anschließend durch den Rest der Stunde derart hingebungsvoll, als müssten sie eine Frau in den Wehen synchronisieren. Am lautesten stöhnen die Fortgeschrittenen, die schon Profis sind im »Loslassen«. Sie lassen los, dass die Wände wackeln. Nichts Bestimmtes übrigens, eher so generell, schlechte Gefühle eben. Das macht natürlich Spaß und so sehr ich uns allen diesen Spaß gönne, finde ich immer, man sollte vielleicht etwas mehr loslassen. Geld oder so. Mehr spüren, weniger wollen. Aber ich bin kein Missionar und will niemandem zu nahe treten, das wäre ziemlich kleinlich, das kommt gleich nach atemlos und geht überhaupt nicht im Yoga. Es soll auch kein falscher Eindruck entstehen. Atmen ist toll und hat generell eine Menge Vorzüge. Es beruhigt, es reinigt, es ist analog, es kostet nichts, es hält einen am Leben. Meine kluge Freundin J. sagt sogar, man kommt nicht drum herum, man muss es machen, je öfter, desto besser. Die Wahrheit ist, es ist, wie man hört, wie bei Botox. Einmal damit angefangen, kann man nicht mehr aufhören.

Vor vielen Jahren musste ich einmal auf einer Konferenz eines großen Unternehmens unterrichten. Der Veranstalter hatte sich als Gag ausgedacht, bevor es richtig mit den Zahlen und Lichtbildvorträgen losgehen würde, wäre doch ein bisschen Yoga ganz schick. Vor mir im Halbdunkel saßen etwa dreitausend Menschen im Anzug, und ich war recht nervös. Als Berufseinsteiger hatte ich natürlich einen ehrgeizigen Plan, der vorsah, dass die Leute die Schuhe ausziehen sollten. Doch selbst bei den schlechten Lichtverhältnissen war deutlich zu erkennen, dass die Stuhlreihen recht eng gestellt waren, die Konferenzteilnehmer sich also nur unter Mühe und großem Zeitverlust nach vorne würden beugen können, um die Schuhe auszuziehen. Die zweite Übung, die ich mir ausgedacht hatte und die darin bestand, jeweils dem

Nachbarn zur Rechten die Hand auf den Scheitel zu legen, damit dieser sich so nach oben in die Handfläche strecken und die Wirbelsäule langziehen würde, konnte ich auch knicken. Viele der Frauen hatten Fönfrisuren, sie würden sich also schön bedanken.

Blieb also nur eins, Sie ahnen es: Atmen. So atmeten wir gemeinsam, erst ein auf vier Takte, dann aus auf vier Takte, dann ein auf fünf Takte, und aus auf fünf Takte, und so weiter bis acht, eine bewährte Methode, um runterzukommen. Danach waren alle so entspannt, dass ich sogar noch einige abgefahrene Schulteröffner unterbringen konnte.

Weil es bei dieser Konferenz auch um Kapitalanlagen gehen sollte, war es naheliegend, zum Abschluss die Menschen im Saal aufzufordern, auf Vorrat zu atmen, was jedem sofort einleuchtete, und dann die Luft anzuhalten. Wer spart schließlich nicht gerne, um in schlechten Zeiten vom Ersparten zu zehren? Doch als ich umgekehrt darum bat, nach dem Ausatmen ohne den geringsten Sauerstoff, also vollkommen leer, eine Atempause einzulegen, wurde es im Saal unruhig. Als ich schließlich erklärte, das Ziel müsse sein, die Spanne ohne Sauerstoff mit demselben Gleichmut durchzuhalten wie die, in der man gewissermaßen sein Sauerstoff-Portfolio an sich drückt, also gewissermaßen eine Atemmeditation zum Thema »Kapital« zu machen, ging das

Licht an, und der Veranstalter bedankte sich. Ich hatte nicht das Gefühl, dass sie den Kick, den man durch Atemübungen bekommen kann (mehr Atem, weniger Anlage) so richtig kapiert haben – vielleicht hätten wir vorher mehr in die linke Lunge atmen sollen –, aber seitdem denke ich bei Atemübungen, bei denen ich die Leere halte, immer an Kapitalanlagen und daran, wie es wäre, nichts zu besitzen.

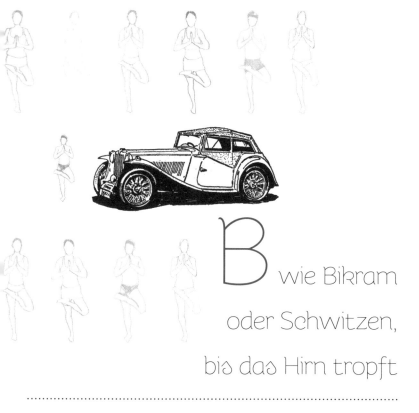

B wie Bikram oder Schwitzen, bis das Hirn tropft

....

Meine erste Bikram-Yoga-Stunde hatte ich vor acht Jahren in London in der Kilburn Lane. Fleckiger Teppichboden, Tropenklima, in der ersten Reihe vor dem Spiegel hübsche Homosexuelle in knappen Badehosen, dahinter gemischtes Publikum, höfliches Abchecken der anderen Kursteilnehmer, dann geht er los, der Höllentrip: neunzig Minuten überwiegend einfache Asanas bei knapp 40 Grad Raumtemperatur.

Der erste kleine Schwächeanfall kommt nach einer halben Stunde, immerhin, man darf sich hinsetzen; hinlegen wird nicht so gerne gesehen. Schnell geht es nur noch ums Durchhalten. Alles gerät ins Fließen, nur ist das zur Abwechslung mal keine Metapher (das Leben ist ein Fluss und all das), sondern ganz konkret gemeint – Brille, Spiegel, alles beschlägt. Die Luftfeuchtigkeit steigt. Wasser läuft in die Augen. Nur Anfängerinnern tragen Wimperntusche. Kann der Kreislauf absaufen? Rein anatomisch? Jedenfalls fühlt es sich so an. Wo zum Teufel ist die Uhr? Endlich Trinkpause. Endlich vorbei.

Die Bikinifrau mit Headset, die vorne auf einem Podest erhöht wie von einer Kuppel herunter die Ansagen macht, wird später mal meine Freundin. Sie heißt Rachel, fährt gerne Fahrrad, wohnt mit 34 noch bei ihren Eltern und hat einen Boyfriend, der sich nicht entscheiden kann. Sie hat sogar einen Dehydrator für ihre Lebensmittel und im Privatleben gar nichts Sadistisches an sich.

Bikram-Yoga hat für den Amateur ein paar handfeste Vorteile. Es ist Yoga und Sauna in einem, es gibt immer jemand, der dicker ist als man selbst, und man trinkt die vorgeschriebenen eineinhalb Liter Wasser, die man pro Tag angeblich trinken soll, in der Yogastunde automatisch, ganz einfach, weil man sonst zusammenklappt.

Die Frage ist natürlich, warum Langzeituser bei der Stange bleiben. Der festgelegte Ablauf aus 26 Haltungen leuchtet mir nicht hundertprozentig ein, ist aber unter Umständen auch nicht schlechter als die Sequenz in anderen Methoden, obwohl ein bisschen Staub daran haftet. Jeder weiß mittlerweile, dass es nicht gesund ist, die »Knie durchzudrücken«, bei Bikram heißt es trotzdem seit knapp 40 Jahren schön eingeenglischt: »Lockt eure Beine.« Die auswendig gelernte Anleitung der Lehrer erzeugt inmitten der Teppichhölle einen stumpfen Trott, ein bisschen wie in Flughafenlobbys, wenn die Durchsagen kommen. Man weiß, einer kennt sich aus und dämmert weiter vor sich hin.

Der Erfinder, Bikram Choudhury, hat sich seine Erfindung patentieren lassen, sammelt jetzt Bentleys in Los Angeles und verklagt jeden, der auch nur eine Winzigkeit an seinen Vorgaben ändert. Auf den Vorwurf, Yoga sei ein 5000 Jahre altes indisches Nationalerbe und dürfe nicht auf diese Weise kommerzialisiert werden, antwortet er: »Es sind nicht meine Noten, aber es ist meine Melodie.«

Es gibt nur eine Stelle in dieser Melodie, über die ich bisher jedes Mal aufs Neue gestolpert bin, und das ist, wenn der Lehrer vorschlägt: »Ihr wollt die kleinste Person im Raum sein.« Nee, vielen Dank, will ich nicht.

Aber sonst verstehe ich die Einwände gegen Bikram Choudhury, seine cholerische Art, seinen Geiz, seine Eitelkeit und autokratische Art nicht. Erstens, was erwartet man von Gurus (mehr dazu bei G wie Guru). Zweitens, solange Millionen Menschen freiwillig in muffige Teppichböden schwitzen und nichts dagegen haben, »die kleinste Person im Raum zu sein«, kann es nicht so verkehrt sein. Was auch immer funktioniert im Yoga, hat seine Berechtigung. Das ist wie beim Sex.

Therapeutisch soll Bikram-Yoga sowieso der Knaller sein, aber wie überall im Yoga gibt es keine empirischen Studien, die das belegen. Dafür jede Menge Wiederauferstandene, Geheilte, Zeugen der indischen Erlöserfigur Bikram, der neben seiner Therapie berühmt ist für seine sexistischen Kommentare, seine schwarze Badehose, sein schwarzes Stirnband und eine mit Diamanten und Rubinen besetzte Uhr.

Bikram-Yoga ist aus einem weiterem Grund interessant. Unter Bikram-Yogis ist die Quote derjenigen, die Gewicht verlieren wollen, am größten, vermute ich zumindest. Wer schon lange Yoga übt, weiß, dass man durch Yoga nicht direkt abnehmen, allerdings auf indirektem Weg eine Menge erreichen kann, wenn man das möchte, weil generell durch Yoga der Stoffwechsel in Schwung gebracht wird, die Laune sich verbessert, nicht wenige ihre Ernährung umstellen, weniger oder kein Fleisch mehr essen und all das.

Der Narzissmus, die Obsession und die Konzentration auf die physische Transformation, über die ein Bikram-Yoga-Junkie gerade ein Buch geschrieben hat, werden durch internationale Yoga-Wettkämpfe, die Bikram veranstaltet, auf die Spitze getrieben. So sieht es jedenfalls von außen aus. Mitglieder der Bikram Community sprechen von inspirierenden Klassentreffen.

Während des Schreibens dieses Textes bin ich in ein Bikram Studio in der Nähe gegangen. Sie hatten Parkettboden und hinterher gab es Mandarinen, alles war sauber, der Lehrerin gelang es sogar, ein paar unterhaltsame Anmerkungen in das strenge Skript zu flechten, und das Beste war, niemand wurde aufgefordert, die »kleinste Person im Raum« zu sein.

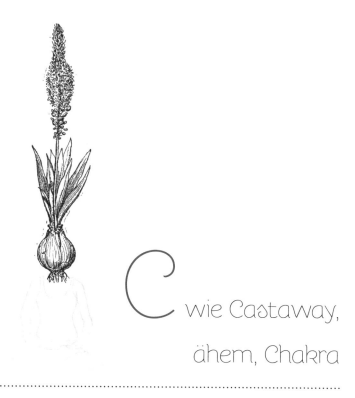

C wie Castaway, ähem, Chakra

Fast jeder kennt die Szene aus »Castaway«, in der der nach einem Flugzeugabsturz auf einer einsamen Insel gestrandete Tom Hanks einem Volleyball ein Gesicht aufmalt und ihn »Wilson« nennt, um nicht durchzudrehen. Warum das gesund ist, kann die jahrtausendealte Chakrenlehre erklären. Aber der Reihe nach. Chakra heißt wörtlich übersetzt »Rad«. Chakren sind Energiezentren im Körper, in denen Energie in harmonischer Drehbewegung wie in einem Strudel zirkuliert. Man kann diese Energie nicht sehen oder anfassen. Viele Yogis glauben daran, dass diese Zentren elementare Funktionen von Körper und Geist beeinflussen, illustriert durch eine im Schneidersitz sitzende Figur, deren Wirbelsäule entlang sieben christbaumartige Kreise übereinandergereiht sind, oft mit einem hellen Lichtkreis umgeben. Der helle Lichtkreis ist ein Wink, dass es hier um etwas Bedeutungsvolles geht, sodass alle Kleingeister, die nach empirischen Beweisen dieser Energiezentren fragen, gleich verstummen – die alte Eso-Masche eben.

Trotzdem besitzt dieses Bild eine ordnende Kraft und wirkt fröhlicher als zum Beispiel die Schaubilder des Trochanter major (Großer Rollhügel des Oberschenkels), die man beim Orthopäden sieht. Wir lernen durch Yoga, dass es mehr gibt als den »physischen Körper«. Würde man also zwei Fingerbreit unterhalb des Nabels einen Schnitt machen und nachschauen, ob man das Sakral- oder Svadisthana-Chakra, verantwortlich für Sinnlichkeit, Sex, Kreativität, entdecken kann, würde man nichts finden. Trotzdem ist die Vorstellung nicht abwegig, dass das uns allen bekannte Bauchgefühl tatsächlich genau da sitzt. Daraus folgt: Der Prozess der Abstrahierung von dem, was man anfassen kann, lässt einen nicht als Röntgenskelett zurück, sondern als »energetischen Körper«. Irgendwie ist das ein optimistischerer Ausgangspunkt, finde ich, auch wenn man nicht aufgrund der Chakrenlehre eine Nierentransplantation vornehmen sollte.

Die subtile Anatomie des Yoga kennt außer Chakren noch »Prana« und »Nadis«. Prana ist nichts anderes als Lebenskraft, auf chinesisch Chi, japanisch Ki, griechisch Pneuma, kurz das, was dafür sorgt, dass unser Stoffwechsel und unser Kreislauf funktionieren, dass wir morgens aufstehen, aus einer Zwiebel eine Blume wird, dass alte Männer stundenlang selbstvergessen Holz hacken oder junge Mädchen nächtelang Meeresschildkrötenbabys zurück ins Wasser tragen. Ohne Prana existiert kein Leben. Nadis wiederum sind die Kanäle, auf denen Prana transportiert wird.

Ein komplexes System, ich stelle es mir wie den Großraum L.A. vor. Die drei wichtigsten Highways sind »Ida« und »Pingala Nadi«, die rechts und links des zentralen Highways, »Sushumna Nadi«, verlaufen, sich von der Wurzel der Wirbelsäule spiralförmig um das Rückenmark nach oben winden. Jeweils dort, wo sie sich kreuzen, existiert ein Energiezentrum oder Chakra.

Das unterste der insgesamt sieben Chakren ist das Wurzelchakra mit Sitz am Damm, wo wir Yogis unseren Selbsterhaltungswillen lokalisieren. Das oberste, das Scheitelchakra, befindet sich genau auf dem Scheitel und umfasst die Schädeldecke, die Zirbeldrüse und das Mittelhirn. Hier ist Endstation, denn hier wohnt das reine Bewusstsein, und nichts steht mehr zwischen uns und der Welt. So weit die Anatomie der Yogis, und die könnte einen kaltlassen, sofern sich nicht in diesen Zentren Energie staut, die Drehzahl nachlässt und man diese blockierte Energie wieder zum Fließen bringen könnte, woraufhin sich der Stau im subtilen Verkehrsnetz des Körpers wieder auflöst.

Wen Rückenschmerzen plagen, der sollte sich beispielsweise um sein Wurzelchakra kümmern und stehende Haltungen üben. Wer unter Asthma oder zu hohem Blutdruck leidet, bei dem herrscht höchstwahrscheinlich eine Schieflage im Herzchakra. Das sitzt im Brustkorb, und wir machen es auch verantwortlich für Mitgefühl sowie die Angst, abgelehnt zu werden. Rückbeugen können es stärken.

Die Idee nun ist, dass ein Yogi sich von unten nach oben kämpft, wo die Erleuchtung winkt und man im Kopfstand sowie bei der Tiefenentspannung die Energie fließen lässt. Er kann es, wir kennen Ähnliches aus den Biografien der ersten Generation der Opel-Angestellten, im Laufe eines Lebens schaffen, und wenn es nicht auf Anhieb klappt, hilft das Konzept der Wiedergeburt. Denn für die meisten von uns stehen die Karten schlecht. Mit Glück bringen wir es zu einer Mietwohnung, fahren vermutlich unsere Ehe an die Wand, leiden entweder an Minderwertigkeitskomplexen oder enden als Kotzbrocken. In jedem Fall schaffen wir es nicht über das dritte Chakra hinaus, das im Solarplexus sitzt.

Nur Tom Hanks, der hat es geschafft. Als er von seinem Floß ins Wasser springt und mit letzter Kraft »Wilson«, den ollen Ball, seinen Freund, der ihn davor bewahrt hat durchzudrehen, zurück an Bord holen möchte und gegen die Strömung verliert, ist er untröstlich. »Es tut mir leid, Wilson, es tut mir leid«, weint er stundenlang. Sein Herzchakra ist bestens in Schuss.

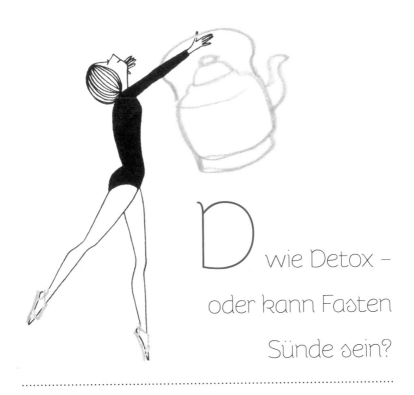

D wie Detox – oder kann Fasten Sünde sein?

Oje! Wir sind erst bei D und ich stecke schon im größten Gewissenskonflikt. Ich müsste, weil es der Kalender verlangt und weil man es von einer Yogalehrerin erwartet, jetzt ein großes Loblied auf Detox singen, aber daraus wird nichts werden. Kommt es nur mir so vor, oder bereiten sich dieselben Leute, die noch vor ein paar Wochen mit Anteilnahme über den Festakt »50 Jahre Welthungerhilfe« gelesen haben, dieser Tage gewissenhaft auf die eigene Hungerkur vor – ohne einen Zusammenhang zwischen beidem zu sehen? Gehen zur Bank, deren Investmentbanker auf steigende Nahrungsmittelpreise wetten, und buchen für ein paar Tausend Euro eine Woche Hungerkur im Lanserhof? Das erste Mal besuchte ich aus Neugier eine Detoxklinik in Bodrum, in der man in einer Art offener Vollzug eine Woche lang außer Kräutertee nichts zu sich nehmen durfte. Ab dem Eintreffen der E-Mail aus dem Diätknast, die zum Pre-Cleansing Gemüsebrühe, Obst und den Verzicht auf Alkohol riet, regte sich tief in meiner DNA Widerstand. Statt der Empfehlung zu folgen, aß ich aus Fleiß Berge von Pfannkuchen, Heringe, die kalten Nudelreste der Kinder, trank mit eisernem Willen so viel Wodka und Champagner wie möglich, um nur ja als Büßer die Reise anzutreten.

Eine etwas infantile Reaktion, zugegeben, aber das Ziel dieser Woche, wie bei jeder »Entgiftungskur«, war schließlich die Reinigung von Körper und Seele, das Loslassen von, wie es jetzt wieder in Millionen Frauenzeitschriften zu lesen ist, »überflüssigem Ballast«.

Nun ist es aber so, dass ich wenig Alkohol trinke, kein Fleisch esse und überhaupt, wie es in meiner Branche so üblich ist, in den Augen anderer unerträglich asketisch lebe. In so einer Detoxklinik ist es aber wie bei der Beichte. Wenn man da ohne

Sünden auftaucht, ist man auch irgendwie fehl am Platz. In diesen Kliniken geht es nämlich zunächst sehr handfest zu. Zu Beginn wird der Magen-Darm-Trakt komplett entleert, um dem Verdauungsapparat eine Verschnaufpause zu gönnen. Über Darmspülungen (in Form von Einläufen und Colon-Hydro-Therapie) wird der Darm wiederholt gereinigt, sodass sich mögliche Ablagerungen, bekannt als »Schlacken«, deren Existenz wissenschaftlich nicht belegt werden kann, ablösen. Durch Sauna, Dampfbad sowie Massagen werden Gifte wie Alkohol oder Nikotin ausgeschieden. Zugrunde liegt die Annahme, dass der Körper, diese riesige Stoffwechselmaschine, eine Art Ofen ist, der ab und zu gereinigt werden muss. Das geht aber nach Ansicht der Fastenfans nur, wenn man diese Maschine vorübergehend ausschaltet, sodass sich Organe, Blutkreislauf und Gewebe von Fett, Zucker, Harnsäure und krankhaften Proteinstrukturen reinigen können. Neben dem Ziel, die eigenen Regenerationskräfte des Körpers zu mobilisieren, lassen sich durch Fasten fast alle chronischen Erkrankungen wie Rheuma, Magen- und Darmerkrankungen, Allergien, Asthma, Migräne lindern, berichten jedenfalls Betroffene. Menschen mit Bluthochdruck, Fettleibigkeit, Typ-II-Diabetes, Nikotinabhängigkeit und Stress profitieren nach eigenen Aussagen ebenfalls von einer Fastenkur. Das Ziel ist letztendlich, die Harmonie im Säure-Basen-Haushalt des

Körpers herzustellen, eine Theorie, die man aus der Ayurveda-Medizin kennt, die ebenfalls die Übersäuerung des Körpers ausgleichen möchte, und gegen die ich nichts einzuwenden habe.

Die Woche damals verging nicht wie im Fluge. Schon am ersten Morgen stellten sich die angekündigten Kopfschmerzen ein, gegen die statt Aspirin nur eine weitere Prise Himalaja-Salz in der Gemüsebrühe genehmigt wurde. Am zweiten Tag hätte ich mich am liebsten im Floating Tank ertränkt. Auch die anorektischen Millionärstöchter aus Zürich, die regelmäßig einflogen, hatten die Schnauze schnell voll, ließen sich aber brav massieren und dachten nicht an Ausbruch. Das peinliche Kapitel der Einläufe war halb so schlimm, doch wen die deutliche Konfrontation mit dem Thema Verdauung irritiert, der sollte nicht fasten. Das Rahmenprogramm aus Ernährungsvorträgen, sanftem Yoga und erbaulichen Filmen war gut gemeint, aber konnte die immer lauter werdende Frage, warum wir eigentlich da waren, nicht beantworten.

Worin besteht der Sinn solcher mühsam in die Karriere hineingequetschten sieben Tage der Generalüberholung, wenn es danach weitergeht wie bisher?

Ein paar Jahre später machte ich einen zweiten Anlauf – wieder aus beruflicher Neugier –, eine Woche Detox-Yoga in der Toskana. Das Schlimmste war der Entzug vom Koffein. »Geh doch ins nächste Dorf und trink einen Espresso«, riet man von zu Hause aus. »Come to my room«, lud mich eine überspannte Amerikanerin ein, die extra löslichen Pulverkaffee mitgebracht hatte. Aber ich hielt durch. Wozu, frage ich mich heute noch gelegentlich. Am einzig freien Nachmittag in jener Woche fuhren die Kursteilnehmerinnen gesammelt ins Outlet bei Florenz. Ein netter Ausflug, auf dem ich hübsche, goldene Sandalen von Prada gekauft habe, für einen Spottpreis. »Im Fasten geht es dem Körper gut, aber die Seele hungert«, sagte der berühmte deutsche Fastenarzt Dr. Otto Buchinger Mitte des letzten Jahrhunderts. Ohne sich die Frage zu stellen, wonach, ist Fasten das, wofür es viele leider halten: eine Nulldiät. Und Patanjali, der Einstein der Yogaphilosophie, meinte mit »sauca«, der Verpflichtung zu Reinlichkeit, sicher weniger die Colon-Therapie als vielmehr die Klarheit des Bewusstseins. Es sind die Fragen, die das Fasten sinnvoll machen, nicht die blöden Schlacken. Weil mit dem Fasten in der Regel Ruhe einkehrt und Fragen laut werden: Warum Denken traurig macht, wie George Steiner in seinem gleichnamigen Buch schreibt, warum Hungern wütend macht, warum Hungern sinnlos ist, wen Detox reich macht und auf welche Kosten wir so gern zum Jahresanfang hungern. In diesem Sinne (und eben bei diversen Zivilisa-

tionskrankheiten) ergibt die uralte, in jeder Religion zu finden-
de Angelegenheit Fasten einen Sinn. Trotzdem halte ich mich
zurück bei Detox. Weil ich nicht abnehmen will, weil ich nicht
schwach werden will, weil ich es mir gar nicht leisten will,
schwach zu sein, weil mich das Thema anödet, und weil ich es
obszön finde, wie sich der Westen in Form hungert, während
woanders Kinder sterben. Ach, Wut ist so unyogisch, genau wie
die Abhängigkeit von Alkohol, Crack oder der US-Serie
»Homeland«. Da aber auch wir Yogis nur unser Bestes geben
können und nicht mehr, werde ich in den nächsten Wochen auf
Alkohol und Crack verzichten, aber auf »Homeland« erst mal
nicht.

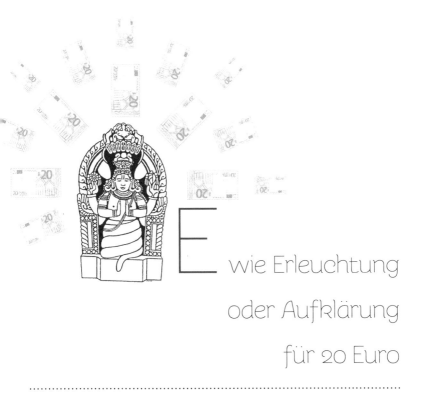

E wie Erleuchtung oder Aufklärung für 20 Euro

In den ersten 25 Jahren meines Lebens habe ich mich nicht um Erleuchtung geschert, ich kann mich auch nicht erinnern, dass sich jemand anderes dafür interessiert hätte, außer vielleicht die Leute, die mit dem »Wachturm« in der Hand in der Fußgängerzone standen. Dann zog ich nach New York. Die Erleuchtung, die man sich dort mit einer Zehnerkarte im Om Yoga Studio kaufen konnte, war auf einmal äußerst verheißungsvoll.

Die Propheten hießen Libby und Cyndi. Man durfte Handstand lernen. Im Hintergrund lief »Here comes the sun« von George Harrison. Der Beatles-Schlagzeuger zitierte einst auf einem Plattencover als Widmung an John Lennon aus der Bhagavad Gita, der Bibel für Yogis: »Es gab niemals eine Zeit, in der ich nicht existierte oder du. Es wird auch nie eine Zukunft geben, in der wir nicht existieren werden.« Erleuchtung hatte plötzlich einen optimistischen Klang, war etwas, das man sich durchaus näher ansehen wollte.

Erleuchtung war ein Begriff, der einem damals dauernd um die Ohren flog. Die Amerikaner nutzten ihn mit einer Selbstverständlichkeit, wie es nur Amerikaner können. »Wenn ihr erleuchtet sein wollt, dann…«, sollten wir die Nase mit warmem Wasser spülen, keine Tiere essen, minutenlang die Luft anhalten, ohne in Panik zu verfallen, täglich auf dem Kopf und auf den Unterarmen stehen oder einfach nur auf einem Bein.

Es gibt verschiedene Wege zur Erleuchtung per Yoga: den klassischen, achtgliedrigen Pfad des Gelehrten Patanjali, manche kommen auch durch Karma-Yoga (Abspülen), Bhakti-Yoga (Liebe) oder Meditation zum Ziel, einigen wenigen fällt sie auch einfach so in den Schoß. Ich kenne eine Yogalehrerin, die von sich behauptet, sie sei erleuchtet, seit sie zehn ist. Wenn man sie so sieht, schöne blonde Haare, breites Lächeln, eine Club-Mit-gliedschaft im Soho House, dann glaubt man ihr. Sie hat gerade ein Studio in Berlin-Mitte eröffnet, und man kann dort bis zum Ende des Monats für 20 Euro üben so viel man will. Vielleicht findet man dort Erleuchtung. Für zwanzig Euro.

Für mich war Erleuchtung bzw. Enlightenment lange Jahre eine Leerstelle. Es schien nichts mit Immanuel Kant zu tun zu haben. Dessen Begriff von Aufklärung, womit »Enlightenment« auch übersetzt wird, basierte auf dem Glauben an die Vernunft. Alles, was sich mir jedoch als Erleuchtung präsentierte, kam im Dunst der Räucherstäbchen vernebelt daher, als Gedankenkitsch mehr oder weniger gescheiterter Existenzen, die sich Bergkristalle schenkten und schwierige Beziehungen hatten.
Der erfolgreichste Spezialist für Erleuchtung in Indien ist Gau-tama Buddha, hier besser bekannt als der Buddha. Bereits in seiner ersten Predigt, die er vor fünf Jüngern hielt, ging es um den »mittleren Weg« und um »vier Wahrheiten«.

1. Alles Bedingte ist Leid.
2. Leid hat eine Ursache.
3. Es gibt ein Ende des Leids.
4. Es gibt einen Weg zum Ende des Leids.

Helmut Berger, zurück aus dem Dschungelcamp, könnte das sicher im Einzelnen erklären, aber vielleicht bekommen wir es auch so hin: Erleuchtung hat etwas mit Leiden zu tun, ist vermutlich das Gegenteil davon, und es gibt Wege, die einen dorthin führen.

Ich war vor einigen Jahren im Hirschpark in Sarnath, dem Ort im Norden Indiens, an dem Buddha jene erste Predigt gehalten haben soll. Es war warm und staubig, und es gab keine Hirsche, dafür viele asiatische Buddhisten, die auf der Wiese picknickten. Ich hatte einen schlimmen Streit mit meinem Reisebegleiter und hoffte, auf einem Spaziergang zur Ruhe zu kommen. Der Park war für indische Verhältnisse sauber, bis auf ein paar alte Plastiktüten und Brotzeitreste sahen die ausgedörrten Wiesen so aus wie vermutlich schon zu Gautamas Zeiten. Und plötzlich begriff ich, was das Interessante an diesem ganzen Theater rund um die Erleuchtung war, nämlich die Tatsache, dass die Menschen schon damals, vor Hunderten von Jahren, Leid empfunden haben und sich seitdem den Kopf darüber zerbrechen, wie sie diesem Leid entkommen könnten.

Für uns Yogis zumindest ist Yoga, wie es meine Lehrerin Shannon Gannon gesagt hat, »der Zustand, in dem du nichts vermisst«. Ein Gefühl des Friedens, oder wie es mal ein enger Mitarbeiter des Dalai Lama beschrieben hat: »cool boredom«, lässige Langeweile. Ich kann mir das ganz gut vorstellen, erst jahrelanges Ackern und Üben, Überwinden unzähliger Hindernisse, Askese und Disziplin, dann ist man plötzlich am Ziel, Samadhi, Nirwana oder wie auch immer genannt, wo alles eins ist, wo man nichts mehr möchte.

Aber mal ganz ehrlich: Lohnt sich das? Wem nützt man denn als Erleuchteter noch was? Möchte man neben so jemandem beim Abendessen sitzen? Der nichts will, der keine Unterschiede wahrnimmt, der an nichts verzweifelt und sich nach nichts sehnt? Ich nicht.

Erleuchtung ist nur eine Illusion, im besten Fall hat man sie für den Bruchteil einer Sekunde. Letztendlich ist es mit der Erleuchtung wie mit der perfekten Tiefschneeabfahrt oder dem richtigen Anschlag beim Klavierspiel, oder in Gottes Namen auch mit dem richtigen Mann oder der richtigen Frau, man darf nicht zu verbissen hinterhersein, es muss etwas Einfalt im Spiel sein, Gnade meinetwegen, eine Laune der Götter.

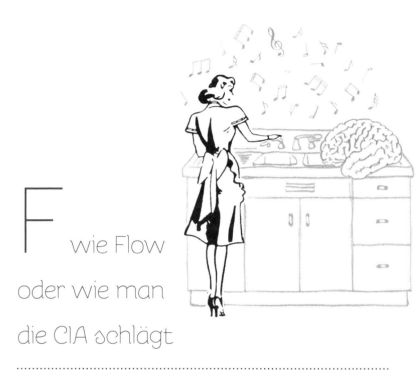

F wie Flow
oder wie man
die CIA schlägt

Jeder kennt die Situation: Man ist gerade mitten dabei, ein wichtiges Problem zu lösen, das Telefon klingelt, man geht ran und schwupps, schon denkt man an die Reinigung, die Umsatzsteuervoranmeldung, die CIA, egal was, und hat die Lösung vergessen. Keine Angst, ich habe nichts gegen die Segnungen der Moderne und werde keinesfalls in den in diesem Land üblichen Kulturpessimismus einstimmen, denn es gibt auch die Möglichkeit, den Anruf anzunehmen, und danach nicht nur das anliegende Problem, sondern gleich noch das nächste, noch schwierigere zu lösen und anschließend einen Topf Gemüsesuppe für alle zu kochen.

Wenn das passiert, sprechen wir vom »Flow«. Wir sind derart versunken in eine Tätigkeit, die uns Spaß macht, dass wir die Ablenkungen, die das Leben uns vor die Füße wirft, wie in einem Sog aufnehmen, anstatt uns von ihnen aus der Bahn werfen zu lassen. Sobald es um Versenkung geht, stellt man sich immer Erfinder vor, Konzertpianisten, Leute, die Gedichte schreiben, große Gemälde ganz schwarz ausmalen, und meistens fühlt man sich als Zuschauer ein bisschen ausgeschlossen. Sicher, man ist dankbar über den automatischen Fensterheber im Auto, und auch angemessen ergriffen, sobald man einem großen schwarzen Bild gegenübersteht, trotzdem macht sich die leise Ahnung breit, dass man den ganzen Spaß nie begreifen wird, denn der liegt im Tun.

Im Yoga reden wir von Vinyasa-Yoga, der Synchronisierung von Atem und Bewegung und Hingabe. Als Patthabis Jois, der Erfinder des Ashtanga-Yoga, vor vielen Jahrzehnten eine feste Sequenz an Asanas definierte, die seitdem in genau dieser Reihenfolge auf der ganzen Welt geübt werden, hielt er sich an ein ebenso einfaches wie sensationelles Rezept. Jede Bewegung wird an einen

Atemzug gekoppelt, ja, die Atemzüge werden sogar gezählt, so dass eine unerschütterliche Allianz zwischen Atem und Bewegung entsteht. Durch die Kontrolle der Atmung wird jede Bewegung kontrolliert. Nicht das Hirn, sondern die Atmung initiiert die Bewegung, Alle Gedanken fließen ein in diese Allianz, es bleibt schlicht keine Zeit, sich über Fensterheber oder die CIA Gedanken zu machen. Der Effekt ist, wie gesagt, sensationell: Es stellt sich ein Gefühl von Klarheit ein, von heiterer Gelassenheit, ein Gefühl von kompletter Konzentration, die trotzdem den Charakter von Mühelosigkeit trägt. Jedes Zeitgefühl verschwindet. Du überwindest manchmal sogar körperliche und geistige Grenzen, ohne dir etwas darauf einzubilden.

Für uns Yogalehrer, die wir Vinyasa-Yoga, also Yoga im Flow, unterrichten, ist es eine ziemliche Herausforderung. Während wir die Atemzüge unserer Schüler kontrollieren, zumindest einen gewissen Rhythmus vorgeben, helfen wir ihnen, in eine Art Trance zu fallen, die jedoch vollkommene Geistesgegenwärtigkeit bedeutet. Im Idealfall gelingt es den Schülern dann, ihren Bewusstseinszustand zu verändern, ohne sich jedoch zu verletzen. Manche Lehrer drehen dabei die Musik auf und gehen einem schrecklich auf die Nerven mit ihrer Playlist. Da ich auch dazu neige (seit Wochen spiele ich zum Entsetzen meiner Schüler TLC »Waterfalls« oder Neil Youngs »Ordinary People«) habe ich mir verordnet, gelegentlich ganz auf Musik zu verzichten oder aber sehr ruhige Musik zu spielen. Puristen sind ganz gegen Musik, aber ich als Jivamukti-Lehrerin bin daran gewöhnt und finde, Musik hilft ganz vorzüglich dabei, den »Flow« zu finden. Nun, es gelingt nicht immer, aber wenn es klappt, ist es vermutlich der beste Rausch, den man sich nüchtern wünschen kann, es ist wie Beethoven, Nürburgring, Tiefseetauchen, freihändig Fahrradfahren, Sex, der Anfang der Odyssee oder ein Song von Adèle. Manche finden diese Versenkung auch darin, im hohen Alter noch täglich eine Seite Latein zu übersetzen, dazu kann ich wenig sagen. Auf jeden Fall geht es darum, nur eine Sache zu machen und die richtig. Versuchen Sie mal, zwei Leuten gleichzeitig zuzuhören, dann wissen Sie, was *nicht* gemeint ist.

Ich erinnere mich an einen buddhistischen Vortrag im Tibet Center in New York. Sharon Salzberg, eine der wenigen Buddhistinnen, die mir gefallen, erzählte davon, wie sie einmal eine tibetische Obernonne durchs Küchenfenster dabei beobachtet hatte, wie sie Kartoffeln schälte. Ich kenne gar kein tibetisches Kartoffelgericht, aber es ging wohl um eine Arbeit möglichst niederer Qualität. Die Nonne, irgendein hohes Tier, schälte also Kartoffeln auf eine so innige Weise, dass sich Sharon Salzberg fast anfing zu schämen. Sie erklärte nicht warum, und bis auf mich schien das Publikum genau zu wissen, weshalb, denn alle nickten wissend und lächelten. Ich bin mir ziemlich sicher, dass es etwas mit Bescheidenheit zu tun hat, und dass wir auch bei ganz einfachen Dingen schon auf unsere Kosten kommen können, wenn wir sie nur mit voller Konzentration machen, irgendwie so was. Seitdem denke ich gelegentlich daran, wie es wäre, wenn selbst an der Küchenspüle dieses schöne Glücksgefühl auftreten könnte, das ich von der Matte so gut kenne, und ich glaube sogar, dass es mit viel Übung klappen könnte. Man wäre dann allerdings erleuchtet, und welche Hindernisse das mit sich bringt, müssen Sie bei E (wie Erleuchtung) nachlesen.

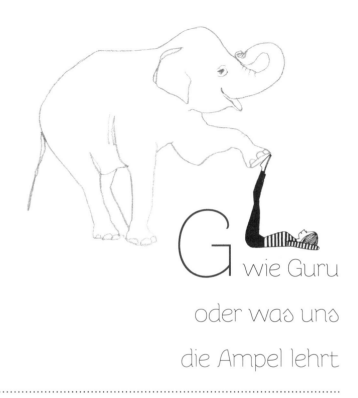

G wie Guru

oder was uns

die Ampel lehrt

Auf YouTube kursiert ein Video von einem kleinen Elefanten, der im Indischen Ozean badet. Die Brandung spritzt seine Elefantenohren nass. Wieder und wieder wirft er sich in die Wellen, bis er sich plötzlich laut kreischend vor Vergnügen kopfüber in den Ozean stürzt und nur noch seine runden, rosa Fußsohlen zu sehen sind. Die meisten Gurus sehen anders aus, dafür gibt es einen indischen Gott, der meist mit Elefantenkopf dargestellt wird.

Für jeden Yogi im Westen kommt früher oder später der Moment, wo er Ganesha, dem Elefantengott, begegnet. In der Regel in der Form einer kleinen Tonfigur, die im Yogastudio herumsteht, oder als Abbildung auf den T-Shirts, die dort verkauft werden. Ganesha ist ein sehr beliebter Gott, mit seinem großen Rüssel saugt er alle Sorgen auf. Es gibt eine Menge Götter im Hinduismus und dazu auch noch Halbgötter, was für einen Außenstehenden sehr verwirrend sein kann. Manche haben mehrere Namen, manche zwei Ehefrauen. Ganesha, dessen Rüssel Weisheit verkörpert, reitet auf einer kleinen Maus, die für Ego und Gewinnsucht steht. Er hat sie im Griff – logisch, er ist ein Gott – und die Maus hat nichts zu melden.

Die hinduistische Götterwelt bleibt für mich bis heute abstrakt, obwohl ich auch schon mit einem aus Sandelholzpaste aufgemalten Bindestrich auf der Stirn herumgelaufen bin – ein Symbol für Shiva, einen der drei Chefgötter, zuständig – kurz gesagt – für Vergänglichkeit. Allerdings gehöre ich nicht zu den Yogis, die sich dauernd mit den indischen Göttern beschäftigen. Ich habe auch keinen spirituellen Namen so wie viele Yogalehrer, um mich von der materiellen Außenwelt abzuheben. Meine ehemalige Kollegin in London, eine Punkrocksängerin aus Amerika, nennt sich zum Beispiel Durga (auch eine Hauptgöttin) und verehrt Ganesha. Wenn wir nach dem Unterrichten zusammen ein Bier trinken gingen, fragte ich sie: »Hast du eine Zigarette, Durga?«

Mächtiger als die Götter sind auf dem Planeten Yoga nur die Gurus. Heute, wo jeder seinen Zahnarzt Guru nennt oder den, der sich um seine Lendenwirbelsäule kümmert, ist es wichtig, daran zu erinnern, was einen Guru tatsächlich ausmacht. Ein Guru ist wörtlich übersetzt einer, der die Dunkelheit vertreibt. Es ist aber auch einer, der 93 Rolls-Royce besitzt wie einst Osho (auch bekannt als Bhagwan) oder der in einen Sex-Skandal verwickelt ist wie der berühmte indische Yogalehrer Kausthub Desikachar. Oder jemand, der Pensionsgelder seiner Lehrer rechtswidrig einfriert wie John Friend, der Begründer von Anusara-Yoga.

Als anerkannte Gurus gelten Gandhi, Buddha, Jesus, Martin Luther King und Mutter Teresa. Sie sind ein bisschen wie Nachtwächter, gehen mit einer kleinen Öllampe voraus und weisen uns den Weg durch die Dunkelheit. Wer nicht findet, dass wir im Zeitalter der Finsternis leben, braucht in der Regel auch keinen Guru. Die meisten Gurus erkennt man daran, dass es wieder dunkel wird, sobald man sich aus dem Scheinwerferlicht ihrer Präsenz entfernt. Deshalb suchen die Menschen, sobald sie einen gefunden haben, auch die räumliche Nähe zu ihrem Guru. Wie in den Bildern von Goya sind die Räume jedoch manchmal unergründlich. Oft kann der Schüler nur das sehen, was der Guru für ihn erleuchtet. Deshalb versucht sich der Schüler die Gunst seines Gurus zu sichern. Aus diesem Grund wird jeder Guru früher oder später in Gefahr geraten, die Macht, die ihm vom Schüler zugewiesen wird, zu missbrauchen. Und deshalb hat der Londoner Yogalehrer Edward Clark seine Yoga-Comedy auch »Kill the Guru« genannt.

Es gibt auch Gurus ohne Wikipedia-Eintrag, Gurus, die nicht mal wissen, dass sie welche sind. Der kleine Elefant, der so gern badet, zum Beispiel. Liebenswerte Altenpfleger. Aber auch die Nachbarin, die einen zwingt, ihre waschmaschinengroßen Amazon-Sendungen anzunehmen, der Busfahrer, der einem die Tür vor der Nase verschließt, die erkältete Frau, die neben uns hustet, Menschen, die uns wahnsinnig machen, grässliche Gesandte einer höheren Vernunft, die uns zur Selbsterkenntnis zwingen. Wenn der Guru die nächstbeste Person, die nächste rote Ampel, die nächste belanglose E-Mail sein kann, die dir deine Grenzen aufzeigt, dir deine Kleinlichkeit vor Augen führt und deine Selbstversessenheit, was unterscheidet dann den Guru vom Leben? Nichts. Gurus müssen nicht unfehlbar sein. Im Gegenteil, wären sie perfekt, hätten sie keine Ahnung von den Fallstricken und Niederungen des Lebens und könnten uns niemals zeigen, wie wir unseren inneren Frieden finden. Selbst Gandhi zum Beispiel, dieser Meister an Bescheidenheit, der stets dritter Klasse reiste, war kein Heiliger. Als junger Mann demütigte er seine Frau und zwang sie, Latrinen zu reinigen. Und obwohl ihn Churchill anfangs noch einen »halb nackten aufrührerischen Fakir« nannte, kapitulierte das englische Königreich schließlich vor ihm. Er lehrte den Westen »Ahimsa«, den Weg der Gewaltlosigkeit.

Mein Guru heißt Oskar. Es ist ein bulliger, weißer Kater, der in meinem Berliner Viertel herumspaziert, groß wie ein Kleinkind mit einem Fell wie Februarschnee. Neulich saß er auf einer Holzbank in den Hacke'schen Höfen, die kostbare Mittagssonne im Gesicht. Er will nicht bewundert werden und auf seinem Halsband steht »Findet alleine nach Hause«. Das inspiriert mich total.

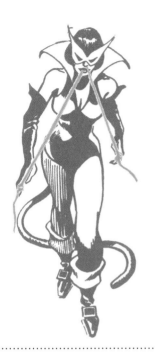

H wie Hatha
oder wie
härter werden

Mit Hatha-Yoga verhält es sich wie mit Shampoos. In meinem ist Koffein drin und Goji-Beeren, in dem meiner Kinder Bier und Honig. Ob leichthin oder nach reiflicher Überlegung: Vorzugsweise entscheidet man sich für ein Shampoo, das den eigenen Bedürfnissen entspricht, zur Not tut es aber auch jedes andere. Genauso ist es mit Hatha-Yoga. Alles Mögliche kann drin sein, in der Regel sind es Asanas (Körperstellungen), Pranayama

(Atemübungen) und Meditation. Im Grunde ist alles, was man im Westen unter Yoga versteht, Hatha, also körperbezogenes Yoga. Im Gegensatz zum spirituelleren Raja-Yoga, dem es um das Bewusstsein des Geistes geht, wurde Hatha-Yoga, das den gesamten Körper, das Skelett und die Organe in den Mittelpunkt stellt, im Laufe der Jahrhunderte immer beliebter. Bis heute. Denn nur die wenigsten, die sich heute im Gym von Power-Yoga einen »Fatburner-Effekt« versprechen, würde es freiwillig in eine Hatha-Yoga-Stunde verschlagen. Die in Fitnessstudios allerdings auch zu Zeiten angeboten werden, zu denen »Achiever« im Büro sitzen. So wird einem suggeriert, Hatha sei was für Schlaffis. Historisch gesehen ist das Quatsch.
Übersetzt heißt »Hatha« Gewalt, Kraft oder Hartnäckigkeit. Damit ist die Anstrengung gemeint, mit der ein Ziel verfolgt wird. Das klingt eigentlich ganz modern, aber so recht scheint sich die Anstrengung nicht auf die Version von Hatha-Yoga übertragen zu haben, die vielerorts unterrichtet wird.

Auf der Suche nach einer anregenden Yogastunde landete ich oft in Studios, in denen Leute auf Schaffellen herumlagen. Gelegentlich hob man ein Bein, dann spürte man nach. Dann das andere Bein, dann nachspüren. Dann einen Arm und so weiter. Einschlafen war voll okay. Heute, da ich älter bin und meistens müde, hätte ich nichts gegen diese Art von Unterricht, aber es gibt diese Studios kaum noch. Sie sind wohl nicht mehr gefragt. Dabei ging es dem Hatha-Yoga, grob vereinfacht, einmal um den Körper und seine Beherrschung. Nachzulesen in den im 15. Jahrhundert geschriebenen Hatha-Yoga-Pradipika. Fans der in diesem technischen Handbuch beschriebenen Abhärtungsrituale waren die Nath-Yogis. Ich stelle sie mir als Yoga-Punks vor, die in den Wäldern des Himalaja lebten und die wilden Reinigungsmethoden durchzogen, die aus Hatha-Yoga eine kriegerische Disziplin machte.

In meiner Yogalehrer-Ausbildung, die zwei Stunden nördlich von New York am Fuße der Catskills-Berge mitten im Wald stattfand, mussten wir uns eines Nachmittags nackt ausziehen und gegenseitig ewig mit harten Bürsten schrubben, immer in Richtung Herz. Die Frauen in der Halle, die Männer davor. Es hört sich schlimmer an, als es war. Die Frühlingssonne schien durch die hohen Fenster, es ging im weitesten Sinne um das Herz-Kreislauf-System. Nach Wochen, in denen wir uns mit den verschiedenen Alphabeten im Sanskrit befasst hatten, war dieses schwesterliche Schrubben eine Erleichterung.
Ein paar Tage später zogen wir uns eine mit Wachs überzogene Schnur durch ein Nasenloch, bis sie durch den Mund wieder

herauskam. Wir griffen dann beide Enden und zogen die Schnur vorsichtig hin und her. Dann war die andere Seite dran. Die Übung, genannt Neti Karma, hilft bei Nasen- und Halskrankheiten, kühlt den Kopf, verbessert die Sicht. Neti Karma ist die harmloseste der sechs Reinigungspraktiken, zu denen auch eine Art Magenspülung und die Reinigung der Eingeweide zählen.

Der Körper ist in diesem System ein Werkzeug, das rein gehalten werden soll in der Hoffnung, damit den Zustand des Geistes beeinflussen zu können. Dazu gehören auch Übungen wie Fasten, sich zwischen vier brennende Feuer setzen, jahrelang auf einem Bein stehen, solche Sachen eben. Hey, christliche Heilige trugen nagelbesetzte Tuniken. Auch bei Muslimen findet man ähnliche Methoden der Selbstfolterung.

Ich bin sicher, wenn man heute bei »Fitness First« Hatha-Yoga-Stunden in diesem ursprünglichen Kontext von Entgiftung und Verjüngung anbieten würde, wäre der Zulauf groß.

Helena Petrowna Blavatsky, eine der Begründerinnen der Theosophie, hielt Hatha-Yoga für hochgefährlich: »Ich möchte jedem Schüler strengstens davon abraten, irgendeine dieser Hatha-Yoga-Übungen zu versuchen, denn er wird sich entweder gänzlich ruinieren oder sich selbst so weit zurückwerfen, dass es nahezu unmöglich sein wird, den verlorenen Boden in dieser

Inkarnation wiederzugewinnen … Hütet euch, sage ich!«

Ich werde meine Schüler vor einer viel größeren Gefahr warnen. Sie gilt in den Pradipika als eine von sechs Ursachen, die die guten Wirkungen des Yoga kaputt machen. Nämlich ganz generell: »die Gesellschaft von Leuten«. Dazu mehr bei S wie Swinger-Party, äh, Unsinn, Savasana.

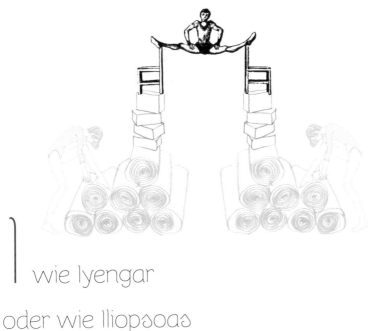

I wie Iyengar

oder wie Iliopsoas

Lange bevor ich B.K.S. Iyengar traf, wunderte ich mich über die Großbuchstaben vor seinem Namen. So viele Buchstaben mit Punkten sieht man manchmal auf Lastwagen oder an den Wänden von Lagerhallen. Die Buchstaben stehen womöglich für mächtige Männer, die im Hintergrund die Fäden ziehen. Bei Iyengar war der mächtige Mann sein Schwager, das K steht für Krishnamacharya, der als Urvater des modernen Yoga gilt. Man kann es sich heute schwer vorstellen, weil Iyengar mit seinen 94 Jahren der bedeutendste lebende Yogi unserer Zeit ist, aber in seiner Kindheit war er ein kränkelnder Junge. Hineingeboren in eine arme Brahmanenfamilie in einem kleinen Dorf in Südindien als elftes von dreizehn Kindern, überlebten Mutter und Kind kaum die Geburt. Als Junge bekam er Tuberkulose, Typhus und Malaria und später wollten seine Geschwister das Schulgeld nicht mehr für ihn bezahlen, weil sie nicht glaubten, dass er es lange machen würde.

Schließlich holte ihn die mit Krishnamacharya verheiratete Schwester zu sich nach Mysore. »Yoga wird dir helfen«, sagte sein Schwager und befahl ihm, täglich bestimmte Übungen zu machen. Und er behielt Recht. Eines Tages war Iyengar vollkommen geheilt. Er verließ Mysore und entwickelte seine eigene Methode, nach der heute Millionen von Menschen in Iyengar-Schulen in rund fünfzig Ländern auf der Welt ihre Körper gedanklich auseinandernehmen, den Iliopsoas (den Lendendarmbeinmuskel) dehnen oder von der Decke hängen, mit Klötzen, Decken und Gurten üben. »Accessoires-Junkies und Kontrollfreaks« nenne ich sie gern mit großem Respekt.

Als ich Iyengar einmal in Pune in Indien traf, war ich etwas nervös. Ich lungerte stundenlang in seiner Schule herum und wartete darauf, vorgelassen zu werden. Das Ramamani Iyengar

Memorial Yoga Institute ist eine Top-Adresse für Yogis in Indien, sagen wir, das Studio 54 der Yogaszene, denn es ist verdammt schwer hineinzukommen. Wenn du nicht selbst Iyengar-Yogalehrer bist oder seit Jahren Iyengar-Schüler und dein Lehrer nach jahrelangem Betteln nicht ein gutes Wort für dich einlegt, hast du eigentlich keine Chance. Mir ist es nur gelungen, weil sich ein Freund, der Filmemacher Jan Schmidt-Garre, für mich verbürgt hat. Jan möchte ich auch deshalb erwähnen, weil er in seiner beeindruckenden Dokumentation über den Ursprung von Yoga »Der atmende Gott« selbst zu sehen ist, wie er Kopfstand übt und, nun ja, etwas wackelt dabei. Iyengar putzt ihn ordentlich herunter, und man kann sich, wenn man es eben nicht nach Pune ins Studio 54 schafft, einen Eindruck davon verschaffen, was für ein Gott Iyengar ist.

Ich warte also im Innenhof, bis die Mittagspause vorbei ist und Iyengar sein Mittagsschläfchen beendet hat. Das Geknatter der Rikschas wird weniger, eine schläfrige Ruhe liegt über dem Viertel. Iyengar hält sich womöglich selbst für Gott, wenn man sieht, wie viele Bilder, Wandmalereien und Skulpturen von ihm überall zu sehen sind. Ganz sicher halten ihn seine Schüler dafür, und wie immer, wenn ich diese devote Ehrfurcht bei erwachsenen Menschen spüre, werde ich gleichzeitig neidisch und skeptisch. Aus der ganzen Welt kommen sie hierher, um bei ihm Unterricht zu nehmen, aus Australien, Portugal, Kroatien. Viele bleiben wochenlang. Wer ist dieser alte Inder mit seinem froschähnlichen Oberkörper, der dicke Goldringe trägt, Yehudi Menuhin nach Europa begleitet hat und so Yoga im Westen bekannt machte?

Als ich schließlich in der Bibliothek, die im Keller seines Hauses liegt, vorsprechen darf, verstehe ich, warum sich damals alle Frauen, auch Königinnen, wie es heißt, in diesen Mann verliebt haben. Gott ist charmant. Sein grimmiger Gesichtsausdruck ist Tarnung, und »meine Augenbrauen hat mir Gott geschenkt. Mit ihrer Hilfe konnte ich mir die Frauen ganz gut vom Hals halten.« Ein Diener bringt ihm ein winziges Tässchen mit schwarzem Kaffee, seine Hände ordnen die Post. Seit fünf Uhr morgens ist er auf den Beinen, nachher wird er sich vielleicht ein Cricketspiel im Fernsehen ansehen.

Angefangen hat er als Zirkusnummer auf den Yoga-Demonstrationen, mit denen Krishnamacharya sein Publikum in Staunen versetzte. Auch später in Europa ist Iyengar aufgetreten und hat sich immer dann in die verrücktesten Haltungen begeben, wenn er merkte, im Publikum gähnte jemand: »Das musste ich, sonst hätte mir keiner zugehört.« Bei einer dieser Reisen erfand er die Yogamatte, indem er eine Teppichunterlage zurechtschnitt.

Irgendwann wurde aus dem Zirkusmann ein Gelehrter. Sein Buch »Licht auf Yoga«, das er bereits 1966 schrieb, ist eine unendliche Quelle an Inspiration und Wissen. Jeder, der es halbwegs ernst meint mit Yoga, sollte es besitzen.

Auch heute geht es immer noch ein bisschen wie auf einer Bühne zu, wenn Iyengar seine Stunden unterrichtet. Noch nicht mal ein Flüstern ist zu hören unter den Schülern, nur die Kommandos, die er seiner Enkeltochter ins Ohr sagt, während er in einer unterstützten Rückbeuge liegt – für Stunden. Die Enkeltochter, mit durchgedrückten X-Beinen und rundem Bauch ganz klar die DNA von Iyengar in den Zellen, verbreitet noch genug Schrecken. Zusätzlich wachen weitere weibliche Verwandte über unser Verhalten. Manchmal lachen sie auf, und ich bekomme eine Gänsehaut.

Ich frage mich, was Iyengar und seine Familie über uns denken, die wir, jedenfalls viele von uns, alles geben, um von ihm lernen zu können. »Ihr im Westen denkt oft, ihr könnt emotionale Probleme intellektuell lösen«, sagte er mir damals im Keller. Ein Ventilator dreht sich scheppernd an der Decke. Vor hundert Jahren war es üblich, bei seinem Lehrer einzuziehen. Bei Iyengar würde ich es mir echt überlegen.

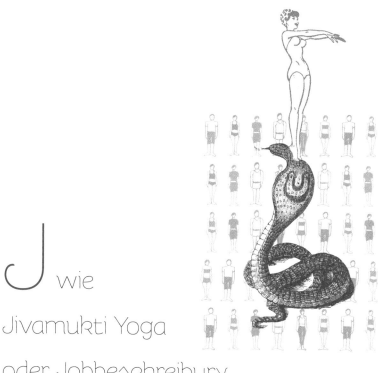

J wie

Jivamukti Yoga

oder Jobbeschreibury

Ich bin Jivamukti-Yogalehrerin. Über Jivamukti-Yoga und dessen Gründer zu schreiben ist deshalb eine verzwackte Angelegenheit für mich. Man würde wohl auch keinen Kardinal finden, der das System Vatikan wahrheitsgemäß beschreibt.

Eine Alternative wäre Jnana-Yoga, Yoga der Erkenntnis, und noch viel schwieriger zu erklären. Sogar in der Bhagavad Gita, dem großen, von Goethe über Schopenhauer, Gandhi, Einstein und Hesse heiß geliebten indischen Text, wird empfohlen, von Jnana-Yoga lieber die Finger zu lassen, und es auf dem Weg zum Glück besser mit Karma-Yoga (siehe K wie Karma) zu versuchen. Jnana-Yoga ist etwas für Hardcore-Intellektuelle, man kann nicht Musik von Moby dazu spielen und auch nicht dauernd nach New York in die Zentrale jetten. Hätten es die Jivamukti-Gründer Sharon Gannon und David Life mit Jnana-Yoga probiert, wären sie über das East Village nie hinausgekommen. Also doch Jivamukti-Yoga.

Jivamukti-Yoga, Mitte der 1980er Jahre von eben jenen gerne als »Paradiesvögel« beschriebenen Untergrundkünstlern aus dem East Village erfunden, ist eine herausfordernde Disziplin, die auf fünf Säulen basiert:

1. Studium der alten Schriften (der Sutren von Patanjali, der Hatha-Yoga Pradipika, der Bhagavad Gita und des Sanskrit-Alphabets)
2. Bhakti (das Erkennen des Göttlichen in allen Lebewesen. Jivamukti Berlin druckt T-Shirts mit der Aufschrift »hip and holy«)
3. Ahimsa (Gewaltlosigkeit)

4. Musik

5. Meditation

Diese Säulen können wir Lehrer im Schlaf hersagen, auch die 14 Punkte, die jede Stunde beinhalten muss, um das Gütesiegel Jivamukti zu tragen. Man wird also keine Jivamukti-Stunde ohne Umkehrhaltung, Atemübungen oder das Chanten von Mantras finden. Ob es an der gekonnten Nackenmassage liegt, die wir zum Schluss geben, oder daran, dass die Methode aus New York kommt und nicht aus Bad Meinberg, dass die Leute Sting (Freund des Hauses) toll finden (ich nicht) oder daran, dass manche Leute mehr schwitzen, wenn sie sich moralisch überlegen fühlen können? Keine Ahnung, aber Jivamukti zählt zu den erfolgreichsten Yogamethoden der Welt.

Wenn ich an Sharon und David denke, dann gerne an eine Szene, die schon einige Jahre zurückliegt. Ein paar von uns waren auf der ersten Moskauer Yogakonferenz und tranken gerade Tee in einer Art Fußballstadion im ersten Stock des Konferenzzentrums weit außerhalb der Stadt. Nur wenige Tische waren besetzt, in meiner Erinnerung ist es kalt und ungemütlich, alle essen Essiggurken und tragen Gummistiefel. So ist das mit der Erinnerung, sie macht einem immer was vor. Ich sah jedenfalls, das stimmt jetzt wirklich, wie plötzlich in der Ferne Sharon und David die Halle betraten. Sie wirkten klein und verloren und auch nicht mehr jung, und für einen Moment konnte ich sie so sehen, wie sie vielleicht jemand, der nichts mit Yoga am Hut hat, wahrnehmen würde. Doch je näher sie kamen, desto mehr gewannen sie an Größe und an Macht – bis sie an unserem Tisch standen und zu dem wurden, was sie für uns waren: Herrscher über unsere Gedanken, Helden, bei deren Anblick vielen Schülern die Tränen kommen, Lehrer, die das Leben unzähliger Menschen dramatisch beeinflusst haben.

Macht ist kein populäres Wort im Yoga, es wird höchst zögerlich benutzt, nur »Ehrgeiz« ist noch mehr tabu. Und doch hatten die beiden Macht über mich. Ich hatte längst eine Ausbildung, als ich sie traf, unterrichtete schon lange und fühlte mich gewappnet. Doch diese Wochen in den nebelverhangenen Wäldern der Catskills, etwa 100 Meilen nördlich von New York gelegen, diese endlosen Exerzitien, die Zusammenbrüche der Schüler rechts und links von mir, die hysterische Erweckungssehnsucht, die über allem lag, haben sich mir eingebrannt. Was ich dabei gelernt habe über Yoga, übers Unterrichten, über Philosophie, Anatomie, Sankskrit und auch über mich, wiegt bei Weitem das auf, was ich an Drill und Demütigung einstecken musste und an Schleimerei und Überheblichkeit erfahren habe.

Auch wenn ich mit meiner Meinung auf verlorenem Posten stehe, glaube ich nicht daran, dass sich Menschen radikal ändern können. Auch Yogis nicht. Aber ein bisschen schon. Ich ernähre mich zum Beispiel überwiegend vegan. Sharon und David haben mich schon vor zehn Jahren auf den Zusammenhang zwischen Fleischessen, Klimawandel und Ressourcenknappheit aufmerksam gemacht – zu einer Zeit, wo wirklich noch niemand darüber gesprochen hat. Sie zeigten mir entsetzliche Videos von PETA und hörten auch, als ich es schon längst verstanden hatte, nicht auf, damit zu nerven. Mir gefiel diese Bedingungslosigkeit, sie gefällt mir auch heute noch, wo es niemand mehr wagt, jemand anderem zu nahe zu treten, wo von vornherein alles bitte schön ein Kompromiss sein muss. Sie brachten mir bei, dass Yoga nichts mit Wellness zu tun hat. Ich war noch nie der Wohlfühltyp. Und trotzdem werde ich den Leuten, die Yoga so üben, keine Vorhaltungen machen. Keine Ahnung, was passiert ist, aber ich bin nicht mehr missionarisch und strebe nicht nach Macht. Ich weiß nicht, wie es meinen Freunden aus der ersten Generation der Jivamuktilehrer geht – Patrick Broome, der Jivamukti-Yoga nach Deutschland gebracht hat und heute die deutsche Nationalmannschaft trainiert, oder Michi Kern, dem Philosophen und sogenanntem »Partykönig«, aber ich unterwerfe mich nicht mehr dem System.

Ich pfeife gelegentlich auf die 14 Punkte. Jivamukti. Was soll ich sagen? Ich liebe diese Methode, halte aber trotzdem etwas Abstand. Oder wie der Jesuit Klaus Mertes es beschreibt: »… struktureller Schutz vor den Eigenbedürfnissen nach Prestige.«

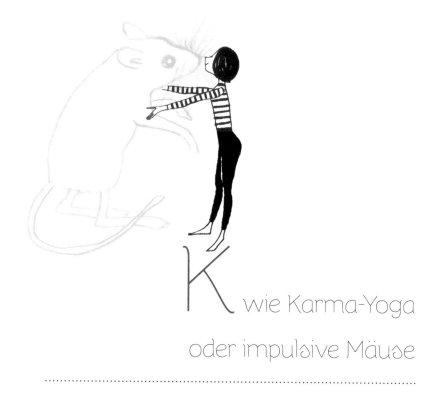

K wie Karma-Yoga oder impulsive Mäuse

Ziemlich am Ende von »American Gangster« sitzt der schwarze Bösewicht und Gangster Denzel Washington dem New Yorker Drogencop Russell Crowe, der ihn zur Strecke gebracht hat, gegenüber. Denzel Washington, der den Gangster Frank Lucas spielt, fragt Richie Robbins (Russel Crowe), warum der einen Koffer voll sichergestelltem Schmiergeld abgeliefert und nicht wie seine Kollegen, die korrupten Drogen-Cops, einfach behalten hat. Der zuckt mit den Schultern und sagt: »It was the right thing to do« – Es war die richtige Entscheidung.

Robbie, der ohne Eigennutz gehandelt hat, hat, wie man heute in der Yogaszene salopp sagen würde, ein fettes Plus auf seinem Karma-Konto. Wir kennen Karma eigentlich vor allem als unsere Angst vor »schlechtem Karma«.

Auf den ersten Blick bedeutet Karma einfach, dass jede Handlung Konsequenzen hat. Trinke ich heute einen Tom Collins zu viel, empfinde ich am nächsten Tag Reue und ein bisschen Übermut. Komme ich unverhofft zu einer schönen Summe Geld, bitte ich bei www.launchoffice.ch um eine repräsentative Geschäftsadresse in Zug ... und so weiter. Die Aussicht auf einen Kater oder aber die Angst vor einer Anklage auf Steuerhinterziehung hält uns eventuell davon ab, Dummheiten zu machen, aber interessant wird es erst, wenn wir uns fragen, nach welcher Maxime wir eigentlich handeln wollen.

Ich muss zugeben, dass ich, was mich betrifft, keine rechte Maxime erkennen kann, wohl auch keine, die Kant gefallen hätte. Irgendwie fehlt mir schlicht die Zeit dazu. Meistens mache ich mir viel zu viele Gedanken, dann wieder handle ich ausgesprochen impulsiv. Gesundheitlich bleibt das nicht ohne Konsequenzen, habe ich gelesen. Impulsive Mäuse zum Beispiel werden besonders häufig zu Alkoholikern. Alle wirklich wichtigen Entscheidungen in meinem Leben habe ich impulsiv getroffen, oder sagen wir aus dem Bauch heraus, auch die falschen. Auch Yoga habe ich nicht aus Vernunftgründen angefangen, obwohl es eine vernünftige Entscheidung war.

Bei Russell Crowe, der den Robbie in »American Gangster« wie einen Proleten spielt, der Mittelscheitel trägt, Schwierigkeiten hat, den Anzug zuzuknöpfen und sein Temperament zu zügeln, kommt auch die Entscheidung, das Richtige zu tun, nicht von einer Ausbildung an einer Elite-Uni, sondern von irgendwo tief unter dem Unterhemd. Bisher hat ihn das Leben nicht dafür belohnt, und auch in Zukunft sieht es nicht nach einem Cadillac aus. Er handelt also aus anderen Gründen.

Mit der Frage, nach welchen Kriterien wir handeln sollen, quälen wir uns schon seit Jahrhunderten, nicht erst seit es Korruption und Kapitalismus gibt. Am Rande eines anderen Schlachtfeldes, festgehalten in der Bhagavad Gita, diskutieren zum Beispiel ein Fürstensohn und sein Wagenlenker über Pflicht und Verantwortung. Arjuna, der Fürstensohn, möchte eigentlich nicht kämpfen, weil er auf der Gegenseite Verwandte hat. Als Fürst wiederum wäre es seine Pflicht, seinen Anspruch auf den Thron, den man ihm streitig machen möchte, zu verteidigen.

Krishna, der Wagenlenker, in Wahrheit natürlich sein spiritueller Lehrer, versucht ihn in diesem Dialog zum Kampf zu bewegen. Aber nicht, weil sich Arjuna dann ein besseres Leben erhoffen darf oder einen Firmensitz in Zug, sondern weil uns unsere Natur zum Handeln zwinge. Arjuna müsse allerdings mit Rücksicht auf die Ordnung der Welt handeln, und nicht nach dem Resultat schielen. Selbstloses Handeln, das ist Karma-Yoga. Oder wie Martin Luther King sagte: »What are you doing for others?«

Kann Yoga dabei helfen, die richtige Entscheidung zu treffen? Das wäre dann wohl eine Entscheidung, die aus dem Herzen kommt, also deutlich oberhalb vom Bauch. Sie würde alle Handlungen betreffen, die mit der Gemeinschaft aller Lebewesen zu tun haben. Eine Entscheidung, die sich um den Erhalt der Erde sorgt und weitreichende Konsequenzen hat. Ich habe mich noch nicht an einen Baum gekettet, kann mir das aber gut vorstellen, immerhin habe ich schon mal einen umarmt. Aber war das in Stuttgart wirklich die richtige Entscheidung?

Impulsive Mäuse können sich immer auf ihre Gene herausreden, aber unsere Ansprüche sollten etwas höher sein. Ich glaube, weniger Menschen handeln aus Eigennutz als angenommen. Neulich zum Beispiel habe ich bei einem Mitarbeiter des Roten

Kreuzes meinen Erste-Hilfe-Kurs aufgefrischt. Draußen war das schönste Wetter, drinnen hat er uns Verbände wickeln lassen, Verkehrsopfer retten und mit einer Engelsgeduld Gummipuppen Herz-Druckmassagen geben lassen, bis wir in der Lage gewesen wären, komatöse Mäuse wiederzubeleben. Ein Mann, Mitte vierzig, Anwalt, der sein ganzes Wochenende opfert und keinen Cent dafür bekommt. Sonst fällt mir gerade leider gar niemand ein.

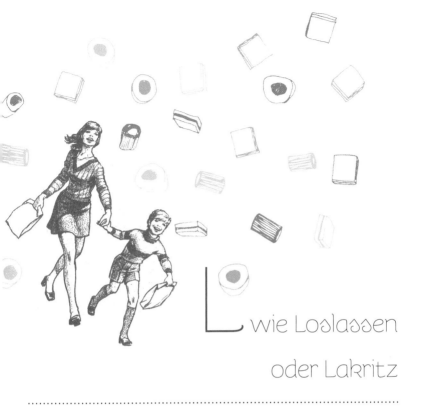

L wie Loslassen oder Lakritz

Ich soll ruhig mal persönlicher werden, findet meine Redakteurin. Ich finde das schwierig, aber sie ist nett, außerdem kann man sich in diesen Zeiten seine Jobs auch nicht aussuchen, also gut. Auch wenn Sie kein Yoga machen, werden Sie in der Vergangenheit schon häufiger dazu aufgefordert worden sein »loszulassen«. Ein entsetzliches Klischee und doch eine Tugend, die uns Mitteleuropäern, die wir nur unseren Müll gerne woanders loswerden, äußerst schwer fällt. Gemeinhin schwingt bei der Aufforderung, etwas loszulassen, eine sanfte Materialismuskritik mit, die sich schlicht auf unseren Besitz bezieht, von dem wir alle zu viel haben. So trennen sich Superreiche neuerdings gerne mit viel Tamtam vom Inhalt ihres zweiten begehbaren Kleiderschranks, manchmal zwingen einen aber auch Katastrophen zu einem Loslassen wie in Amerika, wo sich durch Hurrikan Katrina und die Bankenkrise viele Anhänger des »Small House Movements« fanden, die nur lobende Worte finden für ihren neuen einfachen Lebensstil.

Für Fortgeschrittene aber bedeutet es auch das Loslassen von geistigem Besitz, von Gewohnheiten, Vorlieben und Abneigungen, ach, sogar von Besitzdenken, sprich von Bindungen. Kein Mann besitzt seine Frau, keine Frau besitzt ihren Mann. Und keine Mutter besitzt ihre Kinder, obwohl, auch wenn und egal wie gerne sie immer noch für diese bezahlt. Theoretisch gibt es nichts dagegen einzuwenden. Welches Monster würde das Gegenteil behaupten? Welches Monster würde seiner Tochter in ihrer neuen Wohnung mit zwei Tüten voller Lebensmittel auflauern, nur um sich Eintritt zu verschaffen und heimlich das Bett zu beziehen? Tja, Sie werden es erraten, das bin wohl ich.
Eigentlich hat alles äußerst harmonisch begonnen. Mein Vor-

schlag, unsere älteste Tochter in die Stadt, in der sie ihr Studium aufnehmen wollte, zu begleiten, wurde nicht abgelehnt. Ich konnte mich nützlich machen, die Flüge buchen, die Koffer tragen, eine Rolle Schokoladenkekse anbieten. Angekommen in der kleinen Universitätsstadt schleppten wir gemeinsam die schweren Taschen in ihr Zimmer unterm Dach, wo ich mich mit Tipps, wie alles hübsch verstaut werden könnte auf neun Quadratmetern äußerst nützlich machen konnte.

Als sie wegsah, arrangierte ich schnell die Kissen auf der Matratze, worauf ich in den Garten geschickt wurde, um zu warten. Bei der gemeinsamen Veranstaltung des Dekans für die Kinder, äh, Studenten und deren Eltern unterhielt ich mich angeregt mit einem Vater, dessen Sohn ebenfalls auffällig lange unterwegs war, um einen Pappbecher mit Tee für seine Angehörigen zu organisieren. Der Dekan sprach ein paar bewegende Worte, in denen davon die Rede war, dass er ausschließlich mit den Studenten kommunizieren wollte. Kein Problem, trotzdem wollte ich mich kurz vorstellen – wir waren schließlich im Ausland, wer wusste schon, was alles passieren konnte - und drängelte mich zu ihm durch. Der Dekan, irgendein Experte in evangelischer Theologie, sah durch mich hindurch und fragte meine Tochter, was sie in den Ferien gelesen hatte. Wie unhöflich! Danach hatte meine Tochter bereits Verabredungen mit anderen Studenten, mehrere

Abendtermine und keine Zeit für mich, also kaufte ich mir ein Beck's und sah mir einen französischen Horrorfilm im Gemeindesaal an. Am nächsten Morgen durfte ich immerhin die Tüten mit den Lebensmitteln in ihrem Zimmer abstellen und zwei Minuten mit ihr reden, bevor sie wegsauste und eine Treffen für später in Aussicht stellte. Ich eröffnete inzwischen ein Konto für sie bei der Bank, kaufte ein Handy und machte mich im Kaufhaus zusammen mit einem italienischen Elternpaar, das einen Rollkoffer hinter sich her zog, auf die Suche nach den letzten vorhandenen Wasserkochern. Auf den Geschmack gekommen, tobte ich mich nun richtig aus und kaufte süße gestreifte Geschirrtücher, eine hochpreisige Teetasse in limitierter Edition und den letzten blau schillernden Wasserkocher.

Auf dem Rückweg besorge ich einige Zentner Äpfel, ein frisches Brot und Blumen und stelle alles in den Hausflur. Dann setze ich mich ins Café, wo wir verabredet sind, zwischen zwölf und drei Uhr - ganz lose, um keinen Druck aufzubauen – und behalte den Eingang scharf im Auge, um sie nicht zu verpassen. Ich sehe die anderen Studenten und frage mich, wo deren Eltern sind. Irgendwann kommt sie, höchst vergnügt, für drei Minuten, dann muss sie wieder los. Ich begleite sie noch ein paar Schritte, dann findet sie, wir sollten uns verabschieden, und es folgt eine

innige, viel zu kurze Umarmung. Als sie schon die Straße über-
quert hatte, möchte ich ihr noch sagen, dass sie aufpassen soll
mit dem Rechtsverkehr, genug schlafen soll, genug essen soll,
alles nicht so ernst nehmen soll, das Leben auch genießen soll,
stattdessen rufe ich: »Und vergiss nicht, den Wasserkocher zu
entkalken!«

Bis zur Abfahrt meines Zuges sitze ich am Rand eines matschi-
gen Fussballfeldes und spüre dieses seltsam scharfe Gefühl im
Brustkasten, als hätte jemand dort die Fenster zu weit aufgeris-
sen. Es ist traurig, und ich muss mir fest vorsagen, dass es traurig
ist und schön, das Loslassen, und dass es zum Leben gehört, wie
ich es so oft gelesen und selbst gepredigt habe. Nur dass mir das
gerade überhaupt nicht weiterhilft.

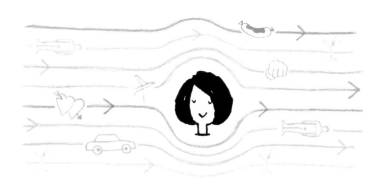

M wie Meditation

....

Da schwimmen also diese beiden jungen Fische, und zufällig
begegnen sie einem älteren Fisch, der ihnen entgegenkommt. Er
nickt ihnen zu und sagt: »Morgen, Jungs, wie ist das Wasser?« Die
jungen Fische schwimmen beide weiter und irgendwann sieht der
eine hinüber zum anderen und fragt:»Was zum Teufel ist Wasser?«
Mit dieser Geschichte beginnt der Schriftsteller David Forster
Wallace einen legendären Vortrag darüber, dass oft die wichtigs-

ten Umstände im Leben eines Erwachsenen am schwierigsten zu erkennen sind. Das Leben eines Erwachsenen besteht aus Langeweile, Routine und frustrierender Belanglosigkeit. Aufstehen, duschen, arbeiten, einkaufen, in der Schlange vor der Kasse stehen, den Einkaufswagen mit dem einen, hartnäckig nach links rotierenden Rad zum Auto schieben, nach Hause fahren, im Stau stehen, essen, fernsehen, früh schlafen gehen, früh aufstehen, im Stau stehen, wichtig herumstehen und so weiter. Jeder kennt das, Tag für Tag, Monat für Monat, Jahr für Jahr, und trotzdem verbirgt sich in diesem endlosen Strom an Ödnis eine ziemlich fantastische Möglichkeit. Genau hier können wir entscheiden, was wir denken wollen. Zeit zum Denken haben wir schließlich in all den Warteschlangen.

Naheliegend ist der Gedanke, dass dieser ganze Mist eine Zumutung ist und einen direkten Angriff auf unsere Person darstellt, unsere kostbare Zeit verschwendet, unseren schmerzenden Rücken killt, unsere Erschöpfung auf die Spitze treibt, und dass all diese Menschen, die zu laut telefonieren, zu langsam in ihren bescheuerten SUVs fahren, zu dämlich in die Gegend starren oder, Mannomann, in unseren Nacken niesen, uns im Weg stehen, weil wir nun mal das Zentrum unserer eigenen Welt sind. Wir könnten also fast schon von einer natürlichen Prädisposition sprechen und nicht von einer Wahl.

Wie aber wäre es, sich stattdessen vorzustellen, dass die fette Kuh, die vor uns ihre Kinder anschreit, gerade von einer Doppelschicht im Krankenhaus kommt und genau diejenige ist, die den Angehörigen einer Patientin heimlich in deren Zimmer schmuggelt, obwohl die Besuchszeiten längst vorbei sind? Nicht wahrscheinlich, aber auch nicht unmöglich.

Wenn wir automatisch zu wissen glauben, was die Realität und was wichtig ist, nehmen wir uns die Möglichkeit, die Wirklichkeit unter anderen, weniger herabziehenden Vorzeichen zu sehen. Wenn wir lernen würden, zu denken und unsere Aufmerksamkeit auf das, was nicht auf den ersten Blick sichtbar ist, zu lenken, läge es tatsächlich in unserer Macht, einen überfüllten, muffigen Supermarkt als Ort der Liebe, der Gemeinschaft, der Einheit aller Dinge und Wesen zu betrachten. Möglicherweise ist das eine Illusion. Aber wichtig ist, dass wir die Macht haben, zu entscheiden, wie wir die Dinge sehen wollen, was eine Bedeutung und was weniger Bedeutung hat. Das ist Freiheit. Es geht nicht um Religion, Dogma oder Moral oder um großspurige Fragen nach Spiritualität und dem Leben nach dem Tod. Es geht um das Leben vor dem Tod.

Sagt Wallace. Sagt auch Patanjali, der große Yogaphilosoph, der schon vor über 2000 Jahre genau untersuchte, wie wir unseren Geist durch Meditation beeinflussen können. Denn Meditation funktioniert wie ein Aufmerksamkeitsprozessor. Je genauer wir den Bewegungen unserer Gedanken folgen, desto klarer werden wir Muster erkennen, und desto bessere Chancen haben wir, mal einen neuen Gedanken in den Ring zu werfen. Ich habe gelernt, dass man lediglich drei Regeln einhalten muss, um zu meditieren.

1. Finde einen Sitz.
2. Sitz still.
3. Konzentriere Dich.

Am besten sitzt man im Schneidersitz auf dem Boden, das Becken leicht erhöht auf einer zusammengefalteten Decke, einem Yogablock oder meinetwegen einem Telefonbuch. Natürlich geht auch ein Stuhl, damit man die Wirbelsäule schön aufrichten kann. Sobald man einigermaßen bequem sitzt, sollte man sich nicht mehr bewegen, auch zwischendurch schnell mal eine SMS tippen gilt nicht. Dann kommt der schwierigste Teil: die Konzentration. Man richtet also seine Aufmerksamkeit gesammelt auf eine Sache, zum Beispiel auf seinen Atem, beobachtet jeden Atemzug mit höchstem Interesse, ohne dass ein Gedanke dazwischengrätscht. Sobald sich dennoch ein Gedanke vordrängt, lenkt man seine Aufmerksamkeit wie eine Schafherde zurück zum Ausgangspunkt und betrachtet seinen Atem. Alternativ kann man es auch mit einem Mantra versuchen, da gibt es viele Möglichkeiten. In jedem Fall ist es eine Sisyphusarbeit; kein Wunder, dass viele Leute aufgeben, die meisten in sich zusammensacken und einschlafen und der Rest an Sex denkt.

Dabei winkt keine kleine Belohnung. Mit ungeteilter Aufmerksamkeit könnte man ein dreihundert Seiten langes Buch an einem Nachmittag lesen, und, wer schon etwas länger dabei ist, erwirbt sich sogar die Fähigkeit, die Gedanken seines Gegenübers zu erfassen. Kein Wunder also, dass sich Manager für Meditation interessieren. Daran ist nichts falsch, aber tatsächlich geht es um mehr. Um zu beweisen, dass eine bestimmte Form der Meditation sogar Mitgefühl und Güte trainiert, haben 16 tibetische Mönche an der Universität von Wisconsin in Madison eine Kernspintomographie über sich ergehen lassen. Die Scans zeigten dabei deutlich mehr Aktivität in den Gehirnregionen des Limbischen Systems, die für Emotionen zuständig sind, allerdings erst ab 10.000 Stunden Meditationspraxis.

Manchmal denke ich allerdings, dass es mir gar nicht recht ist, Abstand zu meinen Gedanken herzustellen und sie aus der Ferne zu beobachten. Ich kann sie zwar tatsächlich besser identifizieren, von meinem kleinen Hochsitz aus – es sind ja doch meist dieselben. Aber selbst wenn Patanjali im letzten Kapitel den Mund ziemlich vollnimmt und dem Übenden verspricht: »Es entsteht ein Zustand des Geistes voller Klarheit, der alles in jedem Augenblick einschließt. Er gleicht einem Regenschauer aus purer Klarheit«, sind mir manchmal bewegte Sommertage lieber.

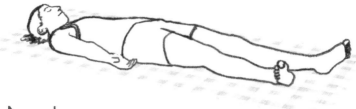

N wie Yoga Nidra
oder: Nicht bewegen, bitte

In letzter Zeit habe ich öfter gelesen, dass Aufmerksamkeit im Informationszeitalter unser wichtigster Rohstoff sei. Es ist lustig, beide Begriffe, die gerade sehr in Mode sind, miteinander zu verbinden. An Rohstoffen herrscht meistens Mangel, weshalb sie immer teurer werden. Auch Aufmerksamkeit steigt im Preis, selbst wenn man bis vor Kurzem dabei nur an Straßenverkehr gedacht hat. Sie ist zu einer eigenen Währung geworden, wer sie besitzt, hat Macht. Ich setze meine Aufmerksamkeit leider nicht ökonomisch ein, sie fliegt mal hier und mal dort hin, was manchmal wirklich peinlich ist.

Gerade komme ich zurück von einem Trip nach Jordanien, der mir vorher gefährlich schien wegen der syrischen Flüchtlingslager und der vielen Konflikte in der Region. Tatsächlich war von Konflikten nichts zu spüren. Ich habe eine Menge über Wasser gelernt, wovon es nur sehr wenig gibt in Jordanien, und über Phosphat, davon haben sie viel, und darüber, wie junge Männer aus Saudi-Arabien ihre Aufmerksamkeit in Akaba auf ihre Jet-Skis lenken und auf Chivas Regal. Ein Jordanier hat mir erzählt, dass Jordanien auch Erdöl habe, dass aber niemand davon wissen dürfe, weil es sonst nur Ärger gibt oder gleich Krieg, ganz habe ich es nicht verstanden. Genauso wie man also Rohstoffe als geheimen Schatz zurückhalten kann, so kann man auch seine Aufmerksamkeit bunkern, um dann im entscheidenden Moment damit zu wuchern.

Im Yoga heißt das Yoga Nidra, Yogaschlaf: Der Geist ruht sich aus. Yoga Nidra wird in den meisten Yoga-Stunden ganz automatisch am Ende der Stunde geübt, und zwar in Savasana, der Totenstellung. Die Regeln liegen auf der Hand: nicht bewegen, nicht schlafen und trotzdem ruhen. Man darf den Yogaschlaf nicht mit dem Schlaf vergleichen, den Matratzenhersteller preisen. Mit Yoga Nidra ist eine Tiefenentspannung gemeint, die man mit speziellen Techniken üben kann, eine Art »bewusster Schlaf«. Ziel ist, bei vollem Bewusstsein im Zustand zwischen Wachen und Schlafen zu bleiben, man nimmt also wahr, was passiert, analysiert oder beurteilt aber nicht. Klingt paradox, klappt aber. Der Kopf bleibt angenehm leer dabei, und ein seliges Gefühl stellt sich ein – vielleicht ein bisschen wie nach einem Bier in der Sonne.

Fortgeschrittene deponieren einen schlichten positiven Leitsatz, »Sankalpa« in Sanskrit, im Unterbewusstsein und stärken so ihren Geist. Alle, die die Stunde früher verlassen, weil sie den Babysitter bezahlen müssen oder die Dusche für sich allein haben wollen, verpassen diesen Yogaschlaf, unter Umständen die wichtigste Haltung der Stunde. Weil dann der Körper alles absorbiert, was er geleistet hat, weil sich die Wellen des Geistes glätten und sich dieses unbeschreibliche »High« einstellt, weil alles getan ist und nichts mehr zu tun bleibt. Und hallo an alle, die nicht schlafen können: Yoga Nidra lässt sich auch ohne vorherige Asana-Praxis üben. Ich finde das deutlich schwieriger, und die Vorstellung, dass die Muskeln erst arbeiten müssen, bevor sie sich entspannen können, irgendwie einleuchtender, aber es geht auch so.

Was sich vielleicht wie eine ideale Lösung für die Debatte über die mangelnde Qualität des öffentlich-rechtlichen Fernsehens anhört – wer hätte nicht gern solche tiefenentspannten Zuschauer? – ist im Yoga natürlich eingebettet in das allgemeine Konzept der Transformation.

Im Yogaschlaf sind wir frei von sentimentalen Ausflügen in die Vergangenheit, von Rachegelüsten, albernen Zukunftsvisionen, wir leben im Moment, wollen nichts, fällen keine Urteile, machen uns nichts vor, bleiben cool. Oft wird dazu Meeresrauschen gespielt, das macht es den Schülern leichter, sich zu entspannen, und der Lehrer kommt sich weniger doof vor, wenn er die Klasse mit weicher Stimme hypnotisiert. Es gibt viele Arten von Meeresrauschen, das meiste kann man prima schon für 69 Cent auf iTunes kaufen.

Wem das suspekt ist, den möchte ich einmal fragen, wie crazy es ist, für eine Matratzenauflage von Hästens 2700 Euro zu bezahlen. Okay, das ist die Luxusausgabe mit Rosshaar, in der Mitte eine Extralage Schurwolle vom Schaf, aber wer glaubt im Ernst, sich damit aus den Fängen der Vergangenheit lösen und seine Zukunftsangst bewältigen zu können? Es gibt unzählige Verbraucherforen, in denen die Liegeeigenschaften, das Schlafklima und die Vor- und Nachteile von Federkern diskutiert werden, aber kaum jemanden, der es auf sich nehmen würde, sich eine gute Yoga-Nidra-DVD zu kaufen und selbst daran zu arbeiten, in diesen magischen Yogaschlaf zu fallen. Dabei entsteht durch Yoga Nidra eine schlichte Gegenwelt ohne esoterisches Gewaber, easy, billig und enorm nachhaltig. Jeder schlaue Arbeitgeber, der seine Angestellten ausnutzen möchte, sollte ihnen diese Möglichkeit am Arbeitsplatz eröffnen.

Denjenigen, die den Streit um die Rohstoffe im Nahen Osten schlichten müssen, gebe ich nun folgenden Tipp: gemeinsam Yoga Nidra in der Wüste üben. Und vielleicht erleben sie dann diesen kurzen Moment nach dem Aufwachen, in dem man schon alles wahrnimmt, aber noch nicht weiß, wie man heißt. Das wäre ein Anfang.

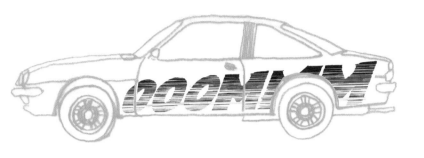

O wie OM
oder Opel Mantra

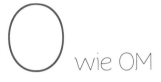

Om ist so etwas wie der Hijab der Yogis: Es kleidet die Yogapraxis ein und gibt ihr einen Rahmen, schlicht und schön. Eine Yogastunde mit dem Singen der Silbe Om zu beginnen und zu enden gilt vielen als Pflicht. Zuwiderhandlungen werden zwar nicht bestraft, aber es macht sich nicht gut. Was sich genau hinter dem Om versteckt, ist jedermanns Privatsache. Selbst in Fitnesscentern wird Om gechantet, um den Kursteilnehmern und denen, die nebenan auf dem Stairmaster schwitzen, zu signalisieren, dass beim Yoga außer dem Hard Body, hinter dem alle her sind, auch die Seele in Form gebracht wird.

Selbst wer nicht weiß, was Om bedeutet, hat sicher schon mal das Sanskrit-Zeichen dafür gesehen. Eine Art umgekipptes Dekolletee, aus dem ein Osterei fällt mit zwei fröhlichen Klecksen gekrönt. Je nach Alphabet variiert es ein bisschen, aber die bei uns bekannteste Form ist in Devanagari Schrift: ॐ.

Jetzt im Sommer sieht man es häufig als Tattoo, am Knöchel, im Nacken, auf der Hüfte. Viele Yogis tragen es als Talisman um den Hals, es prangt auf Yogamattentaschen, und man muss sagen, es hat ein bisschen an Exklusivität verloren, ähnlich wie das berühmte Louis Vuitton Monogramm.

Mich stört das nicht. Ich bin immer noch ein großer Om-Fan.

Und was das Beispiel mit dem Hijab betrifft – ich kann das so hinschreiben und niemand kann widersprechen, denn die Silbe Om kann alles bedeuten und nichts.

Das ist seine große Stärke, mir fällt im Deutschen eigentlich nichts Vergleichbares ein.

Om gehört zu keiner Religion oder Sekte, es ist einfach die Kontraktion der drei Grundtöne, die der Mensch machen kann: A – U – Mmm. Ein Sound, der tief aus dem Bauch kommt und die Bauchdecke leicht zittern lässt. Ein Sound, der wie ein großer

Staubsauger alle Gedanken aufsaugt und für eine Weile verschwinden lässt. Eine Silbe, deren Macht darin liegt, nichts auszusagen und dabei größtes Wohlbefinden auszulösen.

Von wegen nicht religiös. Meine Lehrer, Sharon Gannon und David Life, behaupten: »Am Anfang war das Wort, und das Wort war Gott ... und dieses Wort ist Om.« Das darf man nicht wörtlich nehmen, es ist einfach kluges Marketing. Om oder Amen, irgendwie egal, solange es sich gut anfühlt. Die Esoterik ist auch deshalb so erfolgreich, weil sie den Leuten die Entscheidung abnimmt, ein Glaubender oder ein Atheist zu sein oder ein Agnostiker – Hauptsache, ein Sandelholz-Räucherstäbchen brennt.

Om hat heimlich natürlich schon eine tiefere Bedeutung, jedenfalls für Spezialisten. Sie wissen, dass gemäß den Hatha-Yoga-Pradipika aus dem 14. Jahrhundert derjenige erleuchtet ist, der »anahata nadam«, den Sound der Stille, hört. Nicht das Gesäusel von Deva Premal oder das Raunen vom Macho Bhagavan Das, um zwei Evergreens und Nervensägen der Yoga-Musikszene zu nennen, sondern das Geräusch einer Stille, die gar nicht still ist, wenn man genau hinhört. Etwa das, was man hört, wenn man in den Wald geht - so erkläre ich es jedenfalls immer etwas hilflos meinen Schülern. Ein Geräusch, das tiefen inneren Frieden bringt, das einen zudeckt, ohne dass es eng wird, das Summen des Universums, ein Dröhnen, ein, ach …

An dieser Stelle muss ich mal Amazon korrigieren, hier gibt es nämlich einen »Om Mandra Anhänger in Silber« im Angebot. Es heißt »Mantra«, wie Opel Manta, nur mit »r«. Om ist ein solches Mantra, der Sound des Absoluten, und es vereint Körper, Geist und Seele – so weit würde das der Opel Manta auch von sich behaupten –, aber als Mantra kann man es jederzeit aus der Tasche ziehen und einsetzen, unabhängig vom Ölstand und Punkten in Flensburg.

Es geht ganz einfach: Man schließt am besten die Augen, legt die Hände vor dem Herzen zusammen, damit man die Resonanz im Brustkorb spüren kann, und legt los, mit einer langen Mmmm-Phase am Schluss. Man kann es mit seinen Kindern machen und die Stirn aneinanderlegen, bis alle Köpfe dröhnen. Besonders kleine Kinder lieben das. Man kann es vermutlich auch mit seinem Hund, seiner Schwiegermutter, mit Geschäftspartnern machen, es ist eigentlich immer toll, wenn mehrere Leute zusammen chanten. Weil es Überwindung kostet, denn es ist natürlich, das versteht sich ja von selbst, fürchterlich peinlich. Als ich mich vor fast zwanzig Jahren zum ersten Mal dazu durchringen musste, wäre ich fast erstickt. Wegen einer Silbe!

In diesem Zusammenhang eine Bitte: In vielen Yogastunden »ommen« die Leute, sodass man sich am liebsten die Ohren zuhalten möchte. Sie verstehen ihr Om als Ausdruck ihrer Individualität und legen genauso viel Wert darauf wie auf ihre Starbucks-Bestellung. Das Ergebnis ist eine gemeine Kakophonie. Und im Namen aller Lehrer dieser Welt, die wir dieses Orchester gekränkter Narzissten ertragen müssen, erkläre ich an dieser Stelle: Anpassung ist okay.

Aber nicht immer: Der religiöse Führer Asaram Bapu, der auf CNN-IBN sagte, die Studentin aus Dehli, die Anfang des Jahres während einer Busfahrt vergewaltigt wurde, hätte nur ein Mantra singen müssen, um dem Verbrechen zu entgehen, gehört, finde ich, ins Gefängnis wegen Beihilfe zur Vergewaltigung. Er ist ein gefährlicher, eitler, alter Mann, der ein großes Publikum schätzt. Hier ist seine Webseite, Schwestern: www.ashram.org. Macht ihn fertig!

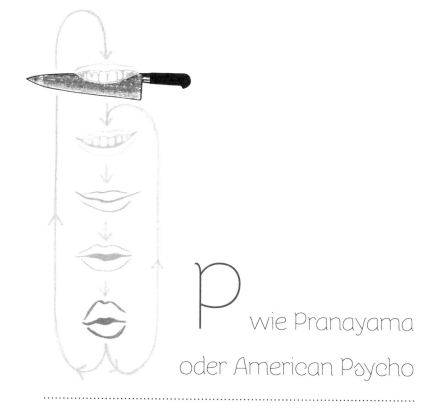

P wie Pranayama oder American Psycho

Pranayama werden Atemübungen im Yoga genannt. Eine meiner Lieblingsübungen geht so: Man rollt die Zunge zu einer Art Waffelzigarette, wie es sie früher in einem schicken Eisbecher gab, saugt die Luft durch diesen Tunnel ein, wobei man den Kopf langsam in den Nacken sinken lässt, und atmet dann durch die Nase oder (da variieren die Anweisungen) hörbar durch den

Mund aus. Die Übung heißt »Sitali« und gilt an heißen Tagen, so steht es in den Büchern, als besonders kühlend. Außerdem ist sie auch fiebersenkend. Man verspricht sich von ihr sogar einen lindernden Einfluss auf die Sexualität und den Verdauungsapparat. Nebenwirkungen werden nicht erwähnt, ich fürchte aber, dass auch der Kontakt zu Mitmenschen leicht abkühlt, wenn sie einen bei dieser Übung erwischen. Vor allem, wenn sie nicht wissen, dass wir Yogis Pranayama machen, um uns zu befreien bzw. unsere Energie freizusetzen. Das wäre wichtig drinzulassen, prana-y-ama. Müssen sie da nicht, wenn sie eine Gruppe Menschen bei einer solchen Übung sehen, im Anschluss daran einen Massenmord wie bei Charles Manson befürchten? Aber, keine Panik! Wenn wir solche Übungen machen, bleiben wir vollständig bekleidet, haben keine Küchenmesser in der Hand und führen nichts Böses im Schilde.

Wir sind einfach davon überzeugt, über unsere Atmung Körper und Geist beeinflussen zu können. Und auf diese Weise zu dem, was im Yoga Prana ist, bei den Chinesen Chi, bei Bret Easton Ellis in »American Psycho« eine aussichtslos erscheinende Restaurantreservierung, also zu dem, was uns am Leben hält, besseren Zugang zu finden. Freiheit durch Kontrolle. Das ist eines dieser Paradoxe, an denen wir Yogis festhalten und so großen Spaß haben.

Und das ist eine ziemliche Herausforderung. Auf den Atem (vgl. A wie Atmen) als Angelegenheit des parasympathischen Nervensystems haben Menschen nämlich eigentlich keinen Zugriff. Die natürliche Atmung ist unregelmäßig und folgt keinem strengen Muster. Im Gegenteil, manchmal ist sie sehr eigenwillig. Denken Sie an Menschen mit Schlafapnoe. Ich kannte mal jemanden, der im Schlaf so lange Atempausen machte, dass ich gar nicht einschlafen konnte vor Aufregung, dass er das Atmen irgendwann vergisst.

Durch Pranayama nehmen wir Einfluss auf unser Nervensystem – indem wir Atempausen einführen, die Atmung verlängern, ihr einen Rhythmus aufzwingen. Eine ganz einfache Übung ist, auf vier Takte einzuatmen, den Atem vier Takte anzuhalten, auf vier Takte auszuatmen und dann noch mal vier Takte die Leere zu halten. Das hat einen unmittelbaren Effekt auf den Zustand unseres Bewusstseins – es beruhigt ungeheuer.

Bei großer körperlicher Belastung oder bei großer Unruhe hilft man Körper und Geist durch gleichmäßiges und tiefes Ausatmen. Dabei geht es um die Koordination von Atmung und Bewegung. Für Leute, die joggen, schwimmen, singen, ist das nichts Neues. Die kennen das längst. Auch sonst kann man es sofort spüren, dass sich durch die Konzentration darauf, wie die

Luft langsam aus den Lungen strömt, Körper und Geist schnell an die schwierigen Umstände anpassen.

Ein Gegenbeispiel dafür ist Louis de Funès. Hätte er regelmäßig seine Ausatmung verlängert, wäre er vielleicht nicht schon mit 68 in seinem Garten in Nantes am dritten Herzinfarkt gestorben. Als Yogi hätte er allerdings auch niemals seine wunderbaren Wutanfälle bekommen.

Pranayama geht noch einen Schritt weiter, es rührt an ein Tabu, an etwas, das in Zeiten wachsender Eigenverantwortung gerne vergessen wird: Niemand bestimmt seinen ersten oder seinen letzten Atemzug selbst, nicht ohne Anwendung einer wie subtil auch immer gearteten Gewalt jedenfalls. Durch Pranayama thematisieren Yogis dieses Dilemma. Durch die Kunst der Atempause (»Kumbhaka« auf Sanskrit), mit der die Yogis seit Jahrhunderten experimentieren, erzielen wir nicht nur eine Verbesserung unserer Konzentrationsfähigkeit und treten schneller in einen meditativen Zustand ein, wir kommen auch bezüglich der Frage, wer über unser Leben bestimmt, einen nicht unerheblichen Schritt weiter.

Krishnamacharya, der Vater des modernen Yogas, hielt in den 20er Jahren des letzten Jahrhunderts im Jaganmohan Palace im südindischen Mysore auf Wunsch des Hausherrn und Fürsten

Yoga-Demonstrationen ab, um Yoga populär zu machen. Neben etlichen verrückten Verrenkungen gehörte auch das kontrollierte Aussetzen des Pulses zu seinem Repertoire. Das sprach sich bis nach Frankreich herum, und irgendwann standen französische Wissenschaftler vor seiner Tür, um sich selbst davon zu überzeugen, wie ein Inder derartige Experimente machen konnte, ohne Schaden zu nehmen.

Yogis sind Fundamentalisten. Die Ausdehnung der Atempause entspricht der Ausdehnung des Bewusstseins. Wem das zu akademisch ist, der halte einfach mal den Atem an, sagen wir mal eine Minute lang und beobachte in dieser Zeit seine Gedanken. (Schwangere und Bluthochdruckkandidaten bitte nicht!) Länger Praktizierende können den Zeitpunkt der Panik – die durchaus gerechtfertigt ist, schließlich geht es um nicht weniger als den Vorgeschmack auf einen Erstickungstod – hinausschieben mit dem unausgesprochenen Ziel, auch die allerletzte Pause, der keine Einatmung mehr folgt, friedlich zu meistern. Das Gefühl von tiefem Frieden, das einem nach diesen Übungen regelrecht in die Glieder schießt, würden Spielverderber sicher auf die Folgen eines Sauerstoffmangels reduzieren. Selbst wenn diesem Gefühl eine geänderte hormonelle Schubkraft zugrunde liegt, ist es doch erst die Wertung, die wir diesen Übungen geben, die

sie so bedeutend machen. Der »Spiritus«, so Atem auf Latei-
nisch, etwas, das einem irgendwie »von oben« zuteilwurde,
rückt damit in den Handlungsbereich des Menschen. Was für
eine Revolution!

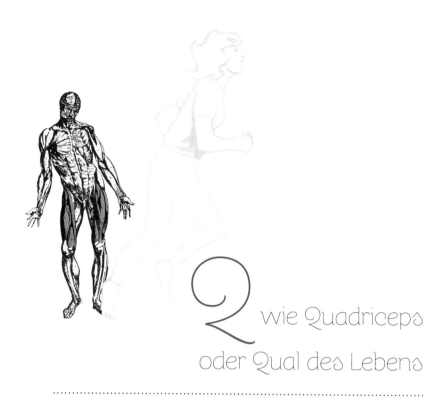

2 wie Quadriceps oder Qual des Lebens

In dieser Kolumne sollen endlich auch jene auf ihre Kosten kommen, die sich für den Aufbau und die Struktur des menschlichen Körpers, kurz Anatomie, interessieren. Es gibt ja solche Leute. Sie kaufen auf Flohmärkten Skelette und wissen, dass man die Muskeln auf der Rückseite des Oberschenkels auch Hamstrings nennt. Und, wie heißt der Gegenspieler? Na, wie wohl? Quadriceps.

Die Hauptaufgabe des Quadriceps, der auf der Vorderseite des Oberschenkels liegt, besteht darin, das Knie zu strecken, umgangssprachlich das Bein. Ohne Quadriceps könnten wir jetzt im Sommer nicht an den See gehen. Der Quadriceps wird auch mit der Herzgesundheit in Verbindung gebracht. Wenn er verkümmert wie bei alten Männern, die das Bein nicht mehr strecken können, ist das nicht gut. Man tut ihm Unrecht, wenn man ihn für einen vorlauten Angebermuskel hält, nur weil ihn viele Bodybuilder auftrainieren. Er schützt das Knie und, wenn er aktiviert ist, beim Vorbeugen die Hamstrings.

Er ist überhaupt rundum ein anständiger Muskel, der viel Verantwortung trägt. So ist es auch der Muskel, der die Energie von der Erde in den Körper bringt. Sagt jedenfalls Richard Hackenberg, Anatomie- und Pranayama-Ausbilder seit 35 Jahren. Richard ist aus Bayern und keine Spur esoterisch. Er findet, Yoga könnte gut aus Bayern kommen wie die Bretzl, und bayrische Yogis seien der Erleuchtung etwas näher, weil sie so viele Berge in der Nähe haben. Ich habe ihn für diese Kolumne angerufen, weil ich wie viele Yogalehrer nur wenig über Anatomie weiß. Die meisten werden es nicht zugeben, aber es ist die traurige Wahrheit.

Richard verriet mir zum Beispiel, der Quadriceps baue Adrenalin ab. »Wenn sie dir beim Zahnarzt Adrenalin spritzen, und dein

Herz anfängt zu rasen, dann spann den Oberschenkelmuskel an«, erklärte er mir.

Ich hätte gerne noch etwas darüber gewusst, wer jetzt Agonist und wer Antagonist ist von den Muskeln am Oberschenkel, aber leider musste ich dringend zur Bank.

Eigentlich wollte ich nur Geld holen bei der HypoVereinsbank in der Friedrichstraße in Berlin-Mitte, nicht viel, nur 150 US Dollar und 100 kenianische Schilling. Vorsichtshalber rief ich vorher bei der Servicenummer der Bank an. Nach einer halben Stunde in der Warteschleife wurde mir gesagt, dass man Geld aus Kenia in keinem Fall besorgen könne und die Dollar »in dieser Höhe« leider auch nicht. Es seien fünf Werktage nötig, um die 150 Dollar aufzutreiben, abzuholen seien sie allerdings dann nicht in der Friedrichstraße, sondern in einer Filiale im Westen der Stadt.

Man wird etwas pedantisch, sobald man sich mit Anatomie beschäftigt. Deshalb fing ich einen unschönen Dialog mit der Dame am Servicetelefon an, bei dem ich drohte, mein Konto zu kündigen und zu einer kleinen Bank zu wechseln, die Öko-Projekte finanziert. Zum Schluss entschuldigte ich mich bei ihr, denn sie konnte ja nichts für das provinzielle Verhalten ihrer Bank. Zurück blieben leichte Nackenschmerzen.

Für Nackenschmerzen verantwortlich ist in der Regel eine monotone Körperhaltung, die man tunlichst lassen sollte. Bildschirmarbeit gehört dazu. Auch Stress, Depressionen und Neurosen führen zu Nackenschmerzen. Ich stelle mir vor, dass die Dame am Telefon auch darunter leidet. Während ich nun die Möglichkeit habe, in fünf Tagen eine vergnügte Fahrradtour nach Berlin-Charlottenburg zu machen, um dort die Dollars abzuholen, muss sie ständig gestresste Kunden im Fließbandtakt beschwichtigen, wobei sie vermutlich auf einen Bildschirm sieht. Ich kann nicht davon ausgehen, dass sie das Folgende liest, aber es gibt großartige Übungen gegen Nackenschmerzen, die ich ihr empfehlen kann.

Ein Beispiel: Führen Sie die rechte Hand zum linken Ohr und dehnen Sie dann sanft nach rechts. Achten Sie darauf, dass linkes Ohr und linke Schulter auf einer Ebene bleiben. Um die Dehnung zu intensivieren, ziehen Sie die linke Schulter vorsichtig nach unten. Und atmen Sie. Atmen Sie! Dass der Atem die halbe Miete ist, hat sich hoffentlich mittlerweile herumgesprochen. Dann die andere Seite.

Die Nackenmuskeln sind übrigens verbunden mit den Augenmuskeln, den Kiefer- und Kaumuskeln. Verspannungen in diesen Bereichen können sich ebenfalls im Nacken festsetzen. Hier eine

kleine Augenübung: Formen Sie einfach mit den Augen groß-
zügige Achten. Und den Kiefer entspannen Sie, indem Sie riesige Kaubewegungen machen. (Keine Sorge – Sie inspirieren die
Kollegen!)

Manchmal nützen aber auch die besten Übungen nichts gegen
die Qualen des Lebens, und Sie sollten sich vielleicht besser
überlegen, den Job zu wechseln. Deswegen ist der Quadriceps so
wichtig. Denn er ist auch als Fluchtmuskel bekannt. Je besser
trainiert er ist, desto schneller können Sie abhauen, falls Sie eine
Bank überfallen wollen oder so. Die Größe des Muskels hat
übrigens nichts mit seiner Kraft zu tun. Im Gegenteil, ein dicker
Muskel ist meistens kurz. Damit kommen Sie nicht weit.

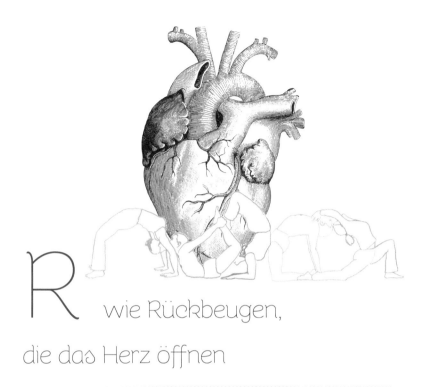

R wie Rückbeugen,

die das Herz öffnen

Rückbeugen sind so ziemlich das Beste, was es gibt im Leben. Neben der Skyline von Manhattan, einem Mittagsschläfchen und Familie. Man kann sie überall machen, unter dem Schreibtisch oder in der Wüste. Zur Belohnung bekommt man ein offenes Herz. Dass es so viele Sexskandale in der Yogaszene gibt, die ich zumindest mal erwähnen sollte, hängt auch mit diesem offenen Herzen zusammen. Aber der Reihe nach.

Zunächst einmal hat jede Yogamethode Rückbeugen im Angebot. Sie machen einen wesentlichen Bestandteil der Asanas (Haltungen) aus und sollten in jeder ausgewogenen Stunde geübt werden, genauso wie stehende Haltungen, Vorbeugen, Drehungen, Umkehrhaltungen, Atemübungen und Meditation. Anatomisch dehnen wir in Rückbeugen wie »Bhujangasana« (Kobra), »Salabasana« (Heuschrecke), »Dhanurasana« (Bogen), »Urdhva Dhanurasana« (Rad) die Vorderseite unseres Körpers und weiten den Brustraum. Diese Asanas schenken der Wirbelsäule Elastizität, stärken die Lungen, bringen die Verdauung in Schwung. Blase, Prostata und alle Organe im Bauchraum profitieren, weil sie in vielen Rückbeugen auf den Boden gepresst werden.

Als Faustregel für sichere Rückbeugen, die einem nicht ins Kreuz schießen, gilt vereinfacht gesagt: nach innen rotierende, aktive Oberschenkelmuskulatur, kein Hohlkreuz, leichte Spannung im Bauch und eine lange Lendenwirbelsäule. In Rückbeugen wie »Matsyasana« (Fisch) oder »Ustrasana« (Kamel) wölbt sich der Körper, wobei der Blick nach hinten ins Ungewisse fällt. Daher kommt auch die gängige Überzeugung, dass sich Rückbeugen der Zukunft als dem Unbekannten zuwenden, während Vorbeugen die Vergangenheit ins Visier nehmen. Ich finde das einleuchtend, aber wer sich das nicht vorstellen kann, beuge sich einmal so weit nach hinten, dass er für einen Moment die Orientierung verliert und vor lauter Schreck vergisst zu atmen. Wem das Gefühl nicht bekannt ist, wenn er an die Zukunft unseres Planeten denkt, dem kann ich auch nicht helfen.

Rückbeugen machen wach, weshalb man sie nicht am späten Abend machen sollte, sie helfen bei Asthma und Atembeschwerden, bei Krankheiten des Herzens, bei zu hohem oder zu niedrigem Blutdruck, bei Allergien und Schmerzen in Schultern, Armen und Händen.

»Eka Pada Rajakapotasana« (einbeinige Königstaube oder so ähnlich) harmonisiert angeblich sogar die Produktion der Hormone in der Nebenniere. B. K. S. Iyengar empfiehlt die Stellung deshalb gegen zu viel Sehnsucht nach Sex. B. K. S. Iyengar, der älteste lebende Yogalehrer der Welt, lässt sich mit seinen fast hundert Jahren immer noch täglich für eine halbe Stunde in eine beeindruckende unterstützte Rückbeuge betten, die seinen Brustkorb anschwellen lässt wie sein Bankkonto. Iyengar ist großzügig. Einen guten Teil des Geldes, das ihm seine Yogaschüler auf der ganzen Welt für seinen Unterricht bezahlen, gibt er aus, indem er indischen Kindern Schulen baut, damit sie lesen und schreiben lernen.

Im Jivamukti-Yoga wiederum verbinden wir die drei obligatori-schen Räder (dem Anfänger als »Brücke« bekannt) mit der Auf-forderung, sie jemandem zu widmen, der die durch sie frei wer-dende Energie nötiger braucht als wir, manchmal sogar unseren Feinden. Eine brutale Aufforderung, die aus jeder Yoga-Stunde eine Therapiesession macht. Nur, was soll das für Energie sein? Was hat die Öffnung der Brustwirbelsäule mit Psychotherapie und damit zu tun, seine Feinde zu lieben?

Dieses »Öffne dein Herz« ist zu einer Lieblingsfloskel im Yoga geworden, doch die Erste, von der ich sie gehört habe, war eine befreundete Yogalehrerin, Elena Bower, 1997 in New York, nachdem sie begonnen hatte, sich mit Anusara-Yoga zu beschäf-tigen. Neulich war sie in Deutschland und zitierte sie kein ein-ziges Mal.

Womit wir bei der Methode sind, die sich den sogenannten »Herzöffner« zum Markenzeichen gemacht hat, bei dem wun-derbaren Anusara-Yoga und damit leider auch bei jenem Skan-dal, der unsere Yogafreunde in Amerika schon seit 2011 nicht mehr ruhig schlafen lässt.

Im Zentrum dieses Skandals steht John Friend. Es ging um Sex und irgendwie auch um die »eingefrorene« Pensionskasse seiner Angestellten – jedenfalls stand da ein gerade noch gefeierter

Guru und Chef eines finanzstarken Yogakonzerns plötzlich als
Sünder da, alles nachzulesen in einem endlosen Empörungs-
schrei in der »New York Times«. Und der Schreiber sieht die
Ursache doch tatsächlich darin, dass Yoga seine Ursprünge in
einem tantrischen Sex-Kult haben soll. Komisch, dass bei uns in
Deutschland, wenn von den Vorteilen des Yoga die Rede ist, in
erster Linie von Dingen wie Skoliose und Verdauungsbeschwer-
den gesprochen wird.

Bei der ganzen Aufregung um John Friend wird auch vergessen
zu fragen, welchen Anteil eine hysterisch devote Gefolgschaft
daran trägt, und was eigentlich so schlimm ist an Gruppensex
mit verheirateten Hausfrauen.

Barbra Noh, Anusara-Superstar aus Australien, möchte sich lieber
nicht mehr zum Skandal äußern. Sie sagt nur: »Tantra wird für
gewöhnlich missverstanden. Es geht darum, uns als Individuen
bewusst mit allen Aspekten des Lebens zu verbinden, den guten
genauso wie den schlechten. Dazu braucht man Mut und eine
gewisse Reife.«

Nun, Tantra hin oder her, John Friend befindet sich in bester
Gesellschaft. Da wäre zum Beispiel Swami Satchidananda, Gründer des Integral Yoga Institutes und des Ashrams Yogaville, ein
silberbärtiger Superstar, bekannt als »Woodstock-Guru«, nach-

dem er das legendäre Musikfestival 1969 eröffnet hatte. Er verlangte von seinen Jüngern, ohne Sex und Geld zu leben – nahm aber selbst von seinen Anhängerinnen eindeutige Dienste in Anspruch, im Schatten des pink und golden schimmernden Lotus-Tempels auf einer Kuhweide in Virginia. In einem Film über sein Leben sieht man ihn, wie es sich für einen Mönch gehört, in Flugzeuge steigen, mit dem Dalai Lama oder Bill Clinton oder wenigstens einem göttlichen Abendrot im Hintergrund. Oder Osho, ein ehemaliger Philosophieprofessor, der es liebend gern in das Guinnessbuch der Weltrekorde als Besitzer der meisten Rolls-Royce geschafft hätte, der in seinem Ashram in Pune und später in Oregon ebenfalls seine devote Gefolgschaft missbrauchte, und dessen Buch »Sex – das missverstandene Geschenk« (»Sex matters« im Original) sich immer noch prima verkauft. Oder Mahesh Yogi, der in Rishikesh am Ufer des Ganges nicht nur George Harrison um den Verstand brachte, sondern auch unzählige junge Hippiemädchen begrapschte – nur Ringo blieb bei Verstand und reiste ab, sobald seine mitgebrachten Würstchen in der Dose aufgegessen waren. Die Liste der Lehrer, denen die Größe ihrer Gefolgschaft zu Kopfe stieg, ist lang.

»John Friend war immer nett zu mir, wie die DDR«, sagt Kai Hill, geboren in Ost-Berlin und Mitbegründer des reizenden

Anusara-Studios »Yogatribe« in Berlin. »Mit ihm wurde das Leben so reich. Er konnte gar nicht genug hören von meiner Kindheit in einem grauen Land und wie die Farben in mein Leben kamen.« Und der Sexskandal? »Johns Spezialität waren die Herzöffner. Ein Effekt, der schnell und wirksam jede Studentin aufleben ließ. Er ist wie so viele vor ihm dem Größenwahn verfallen. Ein schwerer Fehler.« Hat er eine zweite Chance verdient? »Ich bin aus tiefstem Herzen dafür. Für mich ist es ein bisschen wie mit der DDR. Es war einen Versuch wert und scheitern ist erlaubt.«

Gerade war John Friend in Frankfurt, durchaus gezeichnet vom Skandal. In Amerika hat er keine Freunde mehr. Barbra war da. Kai Hill ist auch hingefahren. Manchmal braucht auch Herz-Yoga einen Bypass.

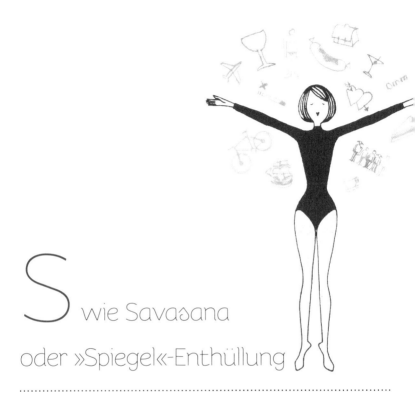

S wie Savasana
oder »Spiegel«-Enthüllung

....

Egal, was wir anstellen, wir haben keine Ahnung, wann sich
unser Leben ändern wird und wie. Und wann wir gezwungen
werden, für immer loszulassen, sprich zu sterben. Die übliche
Reaktion darauf ist Verdrängung. Wenn man erst mal damit
anfängt, kann man alles mit Todesangst begründen. Ich habe das
lange hingebungsvoll betrieben. Ach, er ist Hypochonder? Sie
sammelt Jonathan Meese? Die will schon wieder Kanzlerin

werden? Alles Todesangst, alles Verdrängungsstrategie, alles unbewußter Unterdrückungsmechanismus.

Ich weiß nicht, wie es wäre, wenn man das Todesdatum schon bei der Geburt mitgeteilt bekäme. Würde man dann wirklich nach New Orleans ziehen, fünf Kinder bekommen und dem Bach-Chor beitreten, anstatt jeden Abend auf dem Balkon eine Flasche Rosé zu trinken? Oder würde man schon morgens den Rosé trinken, weil ja eh alles egal ist? Sehr schwierig, an dieser Stelle keine schmierigen rhetorischen Fragen zu stellen, denn woher soll ich wissen, was nach dem Tod kommt? Keine Ahnung, tut mir leid.

Seit ich gehört habe, dass es für die Wiedergeburt besser ist, bei einem Flugzeugabsturz mit einem Om auf den Lippen zu sterben, summe ich, sobald die Sicherheitshinweise gegeben werden. Als Katholikin tue ich mich zwar schwer mit dem Konzept der Wiedergeburt. Aber die Hoffnung, friedlich und nicht unter Qualen zu sterben, teilen alle Religionen.

Ich versuche neuerdings, morgens einmal kräftig mein Spiegelbild anzulächeln – das genügt, um zu einer positiven Lebenseinstellung zu finden. Sagt meine kluge Mutter, die uns als Kinder im Dunkeln frühstücken ließ, weil sie das Zwielicht und überhaupt den Morgen schlecht ertrug. Ich nehme ihren Rat an – wer hätte nicht gern eine positive Lebenseinstellung?

Zu einer solchen gehört auch ein lässiger Umgang mit dem Tod. Die Frage lautet also: Kann man sich auf ihn vorbereiten?

Wir Yogis glauben das und haben dazu mit »Savasana« eigens eine Haltung erfunden, die Totenstellung heißt und am Ende jeder Yogastunde geübt wird. Man legt sich auf den Rücken, streckt die Beine aus und lässt die Füße auseinanderklappen. Die Arme liegen neben dem Körper, die Handflächen schauen zum Himmel, die Muskeln sind entspannt, Augen sanft geschlossen. Es gibt immer Schüler, die sich vor der Totenstellung aus dem Studio stehlen. Manche tun es, um in Ruhe duschen zu können. Manche, weil sie die Totenstellung hassen. Sie erfüllt keinen Zweck. Man wird nicht dünner davon oder gesünder, man wird höchstens müde, und wer kann sich das leisten?

Es stimmt, man wird tatsächlich müde, aber nur am Anfang. Danach beginnt eine Art Abtauchen in eine Welt, nun ja, ich muss es mal so Gottfried-Benn-artig sagen: in eine Welt »jenseits von Sieg und Niederlage«. Und taucht man daraus wieder auf, ist man fit.

Der vollständige Satz bei Benn heißt: »Sich irren und dennoch seinem Inneren weiter Glauben schenken müssen: – das ist der Mensch, und jenseits von Sieg und Niederlage beginnt sein Ruhm.«

Gerade hat der »Spiegel« enthüllt, dass Yoga gar nicht in Indien erfunden wurde, sondern in Europa. Nicht nur ist die indische Spiritualität eine »Erfindung der westlichen Moderne«, auch das »Yoga im gymnastischen Sinne« geht auf das Konto europäischer Körperfreaks. Erst die Shows, die Eugen Sandow, Erfinder des Bodybuildings, 1905 auf seiner Tournee durch Indien abzog, und die Leibeserziehung, die die Briten auf dem Subkontinent dem Kolonialvolk aufhalsten, haben das körperliche Yoga in Indien vorangetrieben.

Das ist alles wirklich interessant, aber in einer kleinen Winzigkeit irrt sich der Autor. Er schreibt, dass in den klassischen Hindu-Schriften Yoga kaum erwähnt würde. Und wenn, dann ginge es nur »um geistige Vervollkommnung, Meditation oder Atemkontrolle«.

Nun, in diesen Schriften steht tatsächlich nichts von »Bikini-Yoga«, »Detox-Flow« oder »Postnatal-Yoga«. Aber man findet in ihnen, vor allem in den 2000 Jahre alten Yoga-Sutren von Patanjali, den Kern der Philosophie, nach der die meisten von uns heute üben. Die körperlichen Haltungen (Asanas) kommen in diesem System an dritter Stelle eines achtgliedrigen Weges, weiter oben befinden sich das Zurückziehen der Sinne und Meditation.

Das System des Online-Check-ins in Yogastudios mag auf unsere Kappe gehen, und der debile esoterische Quatsch in den Bücherregalen sowieso. Die geniale Idee jedoch, dass Körper und Geist unter ein Joch gespannt werden, die hatten die Inder. Patanjali war, anders als Sandow, nun mal kein Ostpreuße, sorry. Aber wie gesagt, »sich irren und dennoch seinem Inneren weiter Glauben schenken müssen: – das ist der Mensch«.

Ach, und »jenseits von Sieg und Niederlage« beginnt nicht der Ruhm, sondern die Ruhe. Savasana, zum ersten Mal im 14. Jahrhundert in den Hatha-Yoga-Pradipika erwähnt, ist Wahnsinn. Die Knochen sinken in die Erde, die Schwerkraft macht sich breit, der Atem fließt ohne Mühe, die Gedanken lösen sich auf. Nichts bleibt. Alles ruhig.

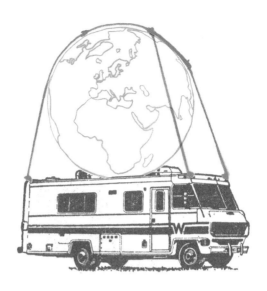

T wie Tadasana
oder Taormina

Im Sommer haben wir Ferien am Meer gemacht. Unser Quartier, ausgestattet mit drei Besen und einem hübschen Blick auf die Bucht, lag am Ende einer ungeteerten Straße ohne Namen. Die umliegenden Betonbungalows waren nur teilweise fertiggestellt. Der Plastikanteil im Ort lag bei 95 Prozent. Was nicht aus Plastik war, war aus Aluminium. Gerade, als wir anfingen, uns wie in den Außenbezirken von Tunis zu fühlen, begann aus einem Lautsprecher die Stimme eines italienischen Entertainers, Witze zu machen. Wir waren neben einem großen All-inklusive-Ferienclub gelandet. Wir hörten eine Weile zu, und während die Campingwägen an uns vorbei zum Strand rollten, machte sich unter den Reisenden eine kleine Ernüchterung breit. Als lautes Gelächter zu uns herüberschallte, sagte meine Schwester, die seit langem in Italien lebt: »Schildkröte, er hat Schildkröte gesagt, womöglich spielen sie Scharade.«

Sie war es, die für Süditalien plädiert hatte, weil die Menschen dort so ein großes Herz haben. Sie selbst hat auch ein großes Herz, weshalb wir uns kein neues Quartier suchen konnten. Die Signora, die zum Empfang Hackbällchen gebraten, Wassermelone und Wein kalt gestellt hatte, …nein, das können wir ihr nicht antun. Die Signora liebte meine Schwester ebenfalls und die beiden fingen an, täglich zu telefonieren.

Meine Schwester hatte schon immer ein großes Herz. Es gab alte Freunde mit einem fetten Einkommen, die sie anriefen und sich bei ihr einquartieren durften für viele Tage, denn »wir haben mal wieder Lust auf Italien«. Sie selbst wiederum ist auf altmodische Weise charakterfest. Ihre Freunde, die in Galatina einen wunderschönen Palazzo aus dem 17. Jahrhundert herrichten, über den meine Schwester berichten wollte, luden sie ein, bei ihnen zu wohnen, aber nein, das mochte sie keinesfalls ausnutzen. Sie könnte das ganze Jahr durchs Land reisen und Freunde besuchen, wenn sie wollte, aber sie tut es nie. Seit Berlusconi das Land in den Abgrund gewirtschaftet hat, hat die Liebe meiner Schwester zu Italien einen Knacks. Eigentlich möchte sie wegziehen, so sehr deprimieren sie die allgegenwärtige Korruption, der Opportunismus, der Eigennutz, aber noch bringt sie es nicht übers Herz. Sie hat zu viel davon, das ist ihr Problem.

Meine Schwester ist die typische Kandidatin für »Tadasana«, die Berghaltung. Tadasana zählt zu den stehenden Haltungen, die uns in Zeiten der Unruhe und Verwirrung Stabilität schenken, und sie ist eine der zentralen Asanas des Yoga. Man steht dabei gerade. Fangen wir, wie man es bei jeder Asana tun sollte, bei den Füßen an. Die Füße stehen parallel, ich finde es gut, wenn sich Zehen und Fersen jeweils berühren, aber es lassen sich auch stichhaltige Argumente dafür finden, die Füße hüftbreit zu stellen. Die Knie sind nicht durchgedrückt, die Oberschenkelmuskulatur ist aktiviert (siehe Q wie Quadriceps), das Becken neutral, im unteren Bauch herrscht leichte Spannung, das Brustbein zieht nach oben, die Schulter sind entspannt, der Hals ist lang und geschwungen wie der eines Schwans, das Kinn bleibt parallel zum Boden, die Scheitelkrone zieht nach oben.

Dann der Atem: Mit der Einatmung wächst man von den Fußsohlen über den Scheitel nach oben, mit der Ausatmung verwurzelt man sich tief in den Boden. Aber Achtung, gerade, wenn sich dabei so ein behäbiges Gefühl von Heimatverbundenheit breitmacht, muss man nur die Augen schließen und gerät schon mächtig ins Wanken. Um es ganz deutlich zu sagen: Man ist in dieser Haltung zur Reflektion über die eigene Situation gezwungen – etwas, worauf wir Yogis total stehen, was aber den meisten anderen Menschen wenig Spaß macht, wenn man sich alternativ die Zähne bleachen lassen oder einfach nur schön braun werden kann. In Tadasana geht es um Schwerkraft, glauben wir, und nur wer diese zulässt und eine gute Beziehung zur Erde hat, hat das nötige Rückgrat, sich ein paar Flausen zu erlauben.

Deshalb ist Tadasana nicht nur für meine Schwester, die nur entscheiden muss, wo sie in Zukunft leben will und wie, die richtige Asana, sondern auch für Betrüger und Lügner wie Berlusconi, die den Bezug zur Wirklichkeit verloren haben. Oder für Atheisten.

Unter Psychologen wird gerade diskutiert, ob Atheisten wirklich einen höheren IQ haben als religiöse Menschen. Angeblich gibt es 63 Studien, die das belegen. Als ein Grund wird im »Personality and Social Psychology Review« angegeben, dass klügere

Menschen mehr empirische und logische Beweise brauchen, um an die Existenz von Gott zu glauben (also nur »dumme« Leute so dumm sind, an Gott zu glauben oder Berlusconi). Oder dass klügere Menschen nicht so oft einen Anker brauchen, wie ihn die Religion (oder die leeren Versprechen von Berlusconi) bieten, weil sie andere Methoden nutzen.

Interessanterweise haben wir uns in den Ferien nach kürzester Zeit mit den Umständen arrangiert. Albaner haben den Müll in der Bucht weggeräumt, auf dem Campingplatz wurde abends Gitarre gespielt, die Töchter streiften abends durch die sandigen Straßen, und die Verwandten der Signora haben unsere Aluminiumtür aufgebrochen, als wir uns ausgesperrt hatten. Auf dem Nachhauseweg von der Bäckerei kamen wir jedesmal an einer kleinen Sackgasse vorbei, in der protzige Spekulationsobjekte vor sich hin rotteten: Via Taormina. Wenn wir dort stehen blieben, die Augen schlossen und den starken Geruch nach Salbei in uns aufsogen, sahen wir den Traum der »dummen Leute« vor uns. Nach einer Zeit fing der Boden an zu wackeln, wirklich.

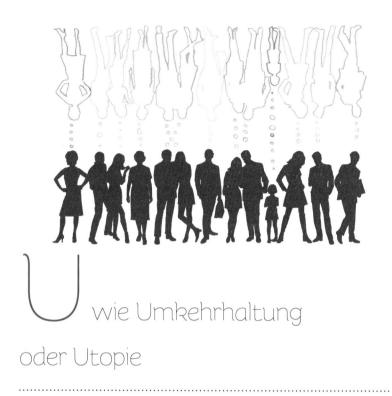

U wie Umkehrhaltung oder Utopie

U ist ein trauriger Buchstabe. Als ich noch in England lebte, bedeutete er, dass ich mich verfahren hatte und umkehren musste (»U-turn«). Manche mögen in ihm ein tiefes Lächeln erkennen, für mich sieht er aus wie eine Grube, in die man stürzt. Wo sind zum Beispiel die Utopien geblieben? Der Traum von einer Gesellschaft, in der alle Champagner trinken und auf die Pauke hauen, und nicht nur zwei Prozent der Menschheit? Der Traum von einer Insel, auf der alle Platz haben, und zwar nicht nur Paare, die 7000 Euro für vier Übernachtungen auf Cousine Island auf den Seychellen ausgeben können, Drinks dabei nicht inbegriffen? Irgendwie deprimierend, dass Utopien keine Rolle mehr spielen. Kaum jemand will noch die Gesellschaft verändern.

Die Umkehrhaltung ist die Revolte des Yoga. Klassisch werden unter Umkehrhaltungen Schulterstand, Kopfstand, Handstand und Unterarmstand subsummiert. Nehmen wir den Kopfstand, die Königsdisziplin, den »Vater aller Haltungen«. Ihm werden jede Menge Wirkungen nachgesagt. Hier eine kleine Auswahl.

Die Umkehrung der Schwerkraft sorgt für eine Art Facelift, da frische Nährstoffe und Sauerstoff vermehrt zum Kopf hin fließen. (Manche Yogis behaupten sogar, aus demselben Grund werden die Haare nicht so schnell grau oder gewinnen sogar ihre ursprüngliche Farbe zurück.)

Hirnanhangdrüse und Hypothalamus werden stimuliert, und weil diese die Chefdrüsen sind, wird auch die Hormonproduktion in den anderen Drüsen angeregt (Schilddrüse, Zirbeldrüse und Nebenniere), was wiederum dem Sexualleben hilft.

Jede Party kommt in Schwung, wenn Gäste spontan einen Kopfstand demonstrieren.

Durch den Kopfstand wird die Blutzirkulation gefördert. Das Herz, das gewöhnlich ganz schön ackern muss, um den Kopf mit Blut zu versorgen, bekommt eine wohlverdiente Pause. Verbrauchtes Blut wiederum kann von den Extremitäten einfacher zurück zum Herzen fließen.

Die seitliche Bauchmuskulatur zusammen mit der Beckenmuskulatur wird gekräftigt.

Die Chancen, einen Schlaganfall zu bekommen, sinken, wenn man kontinuierlich Kopfstand übt.

So weit die Legende. Sieht man sich all die Wohltaten an, die so ein Kopfstand mit sich bringt, verwundert es, dass die Evolution uns nicht von vornherein kopfüber durchs Leben gehen lässt. Wer der These von der Steigerung der Blutzirkulation im Kopfstand glaubt – und das tun alle Yogis, da sind wir uns einig wie die Kommunisten 1917 vor der Oktoberrevolution - muss notgedrungen annehmen, im Normalzustand mit einem Sparprogramm an Blut und Nährstoffen auskommen zu müssen. Allein die Vorstellung, so ganz ohne Kopfstand der Schwerkraft ausgeliefert zu sein, wie die Fußballspieler, die Radrennfahrer, die Tennisspieler, kurz alle, die ihn nicht üben, ist irritierend. Wie schaffen die bloß bei permanenter Unterversorgung des Gehirns ihre Steuererklärung?

Diese These ist jedoch Unsinn, behaupten Imogen Dalmann und Martin Soder, Herausgeber der Yoga-Zeitschrift »Viveka«. Sie sagen, die Organdurchblutung ist nicht von der Schwerkraft abhängig, und das Hirn lässt sich von einem Kopfstand nicht beeindrucken. Ich denke, sie haben recht, sonst könnte niemand eine dieser neuen Glühbirnen an der Decke anbringen oder sonst wie über Kopf arbeiten, weil Hände und Arme nicht genügend durchblutet sind. Selbst wenn das Blut der Schwerkraft folgend nach unten fließt, bedeutet das nicht mehr Durchblutung.

Auch wenn die herrschenden, recht platten Vorstellungen über die Wirkungen des Kopfstandes schnell widerlegt sind, ändert das nichts daran, dass Umkehrhaltungen ihren besonderen Status zu Recht genießen, allerdings aus ganz anderen Gründen.

Detlef Alexander, ein wunderbarer Yogalehrer, den ich noch aus alten Kreuzberger Zeiten kenne, als wir beide noch keine Brille brauchten, macht das sehr schön am Beispiel des Handstands klar, den wir – aufgepasst! – wie eine Meditation angehen sollen. Handstand ist ein Riesenthema im Yoga. Immer wieder weigern sich Schüler, auch nur Vorübungen dazu zu machen, manche legen sich wie tote Fliegen auf den Boden und halten sich die Augen zu, manche beginnen zu schimpfen. Detlef sagt, wir sollen dieselbe Technik im Handstand anwenden wie in der Meditation, also uns auf etwas konzentrieren, zum Beispiel auf die Atmung. Wir nehmen die Qualität unserer Gedanken und Gefühle zwar durchaus wahr, kehren aber immer wieder zurück zum Fokuspunkt. Er nennt das »Touch and Go«. Klingt nach Handybezahlsystem, ist aber sinnvoll, denn – so sagt Detlef – »beim Handstand kommen oft Emotionen nach oben: Angst, Unwillen, Begeisterung oder sogar Gier. All diese Empfindungen dürfen uns durchdringen, wir berühren sie, nehmen sie mit nach oben in den Handstand und lassen los. Sodann konzentrieren wir uns wieder auf die Atmung und die Ausrichtung des Körpers.«

Detlef vergleicht »Touch and Go« mit einem spontanen Treffen mit einer Freundin oder einem Freund in der S-Bahn. »Obwohl wir auf dem Weg zur Arbeit sind, berührt uns diese Begegnung, bis wir uns verabschieden, um die Fahrt fortzusetzen.«

Es geht also darum, den Handstand mit einem kühlen Kopf zu üben. Lässig. Ohne sich aus der Ruhe bringen zu lassen, wenn die Welt auf dem Kopf steht. Ich stehe eigentlich jeden Tag auf dem Kopf und bin ein bisschen süchtig danach, aber manchmal fühlt sich das Hirn danach tatsächlich wie trockenes Holz an. Werde mal Yogini Christine Lagarde vom Internationalen Währungsfonds fragen, ob sie Kopfstand übt, und wie gefährlich

Umkehrhaltungen für die Gesellschaft sind. Obwohl ich fürchte, dass von den Utopien nur eines übrig geblieben ist: die Hoffnung, den Alterungsprozess aufzuhalten und den Haarausfall zu stoppen.

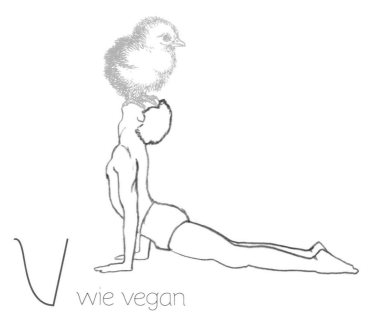

V wie vegan

oder La vache qui rit

Ich teile mein Büro mit einem Franzosen, der aus Rücksicht auf mich im Büro nicht raucht. Eigentlich müsste ich aus Rücksicht auf ihn aufhören, während der Arbeit Nüsse zu essen, aber das fällt mir unheimlich schwer. Er versucht, zwischen den Mahlzeiten nicht zu »snacken«. Ich dagegen gehe selten zu Mittag essen, daher bin ich auf meine Nüsse angewiesen. Ohne sie hätte ich das Gefühl zu verhungern. Mittagessen gehe ich selten, weil ich da meistens Yoga übe. Ja, ich weiß, das sind Probleme. Davor kann ich nichts essen, danach, nun ja, eben Nüsse. Ich habe Paranüsse vorrätig, eine gesalzene »Edel-Nuss-Mischung«, manchmal auch Cashewnüsse, am liebsten aber sind mir geröstete Haselnüsse. Ich esse auch Datteln, im Grunde sieht es bei mir aus wie im Bilderbuch von Frederick, der Feldmaus (»Vier Jahreszeiten, vier verschiedene Fröhlichkeiten«). Trotzdem bin ich kein Nutcase, ich bin nicht völlig vom öffentlichen Leben ausgeschlossen. Manchmal sind wir eingeladen, mein Mann, ein Fleischesser, und ich, und dann gibt es (»du bist ja Vegetarier«) Fisch. Ich esse den Fisch dann meistens, denn ich liebe Fisch und möchte die Gastgeber nicht verletzen, aber ich tue es mit gemischten Gefühlen.

Mein Großvater war Jäger. Als wir klein waren, nahm er uns mit in den Wald. Wir saßen in der feuchten Dämmerung auf einem Hochsitz, teilten uns eine Tafel Schokolade und mussten still sein. Wir passten genau auf, der kleinste Ruck in den Gräsern, ein hellbrauner Streif im Gehölz, eine gut gelaunte Lerche: Die Welt hinter den Wäldern verschwand. Manchmal sahen wir tatsächlich ein Reh und hielten den Atem an, doch nie wurde geschossen, und wir gingen deutlich erleichterter als enttäuscht nach Hause. Ansonsten hatte mein Großvater wohl mehr Glück, denn oft brachte uns jemand ein Reh vorbei, das dann in der

Tiefkühltruhe landete. Im Winter stand einmal ein solches steif gefroren im Schuppen hinterm Haus, als ich mein Fahrrad hineinschieben wollte.

Als ich aufhörte, Fleisch und Milchprodukte zu essen, hatte meine Mutter Sorge, ich würde krank werden. Immer wieder hielt sie mir eine Buttersemmel mit Honig hin und sagte: »Gönn dir doch mal was!« Meine Schwägerin zeigt bis heute auf ihre Spätzle mit Ragout und fragt: »Darfst du nicht, oder?«

Die Leute können sich nicht vorstellen, dass wir ohne Konnotationen von Strafe oder Belohnung essen, dass es auch unter Veganern Menschen gibt, die sich gern amüsieren. Die meisten Fleischesser sind von Haus aus Verdränger. Sie wollen nicht wissen, wo ihr Hühnchen herkommt (Wiesenhof), ihr Käse (La vache qui rit) und ihr Sushi. Sie scheuen die ethische Diskussion darüber, ob der Mensch als moralisches Wesen die Verpflichtung hat, sich zwischen Gut und Böse für Gut zu entscheiden. Sie sind geradezu infantil und lassen sich leicht erschrecken. Man muss als Veganer nur mal einen Wodka (Kartoffeln) auf Eis bestellen oder einen Lieferwagen Koks. Veganer wiederum sind auch nicht immer die nettesten Menschen. Neulich gab es nach einer sehr persönlichen Geschichte meiner Redakteurin über Veganismus richtige Hassattacken gegen sie.

Viele Yogis sind Vegetarier bzw. Veganer, weil sie gesund leben und keine Gewalt ausüben wollen. Doch auch unter Yogis gibt es zunehmend Streit über die Ernährung. Immer mehr Yogis wollen essen, was sie wollen, und sich dafür nicht rechtfertigen müssen.

In meiner wichtigsten Yogalehrer-Ausbildung geriet ich an sehr militante Veganer: Sharon Gannon und David Life. Wir saßen in den Wäldern von Woodstock in einem Ashram, lernten Sanskrit, beschäftigten uns damit, wo die Bauchspeicheldrüse sitzt und wo die Wut, welche Konsequenzen Atemübungen haben, welche Konsequenzen Drehungen haben und welche Folgen das Essen von Tieren hat. Die Horrorfilme von PETA, die wir uns regelmäßig abends ansehen mussten, brachten viele von uns zum Weinen. In den Filmen sieht man, wie Kühe, Schweine und Hühner ein elendes Dasein fristen, zu Hunderten zusammengepfercht, ohne Bewegung, ohne Luft, vollgepumpt mit Medikamenten, getrennt von ihren Jungen, bis man sie schlachtet, grausam und billig. Ich weinte nicht. Ich mochte die Massenhysterie nicht, die das Thema auslöste. Menschen, die ihre Eltern hassten und schlecht über jeden Menschen in ihrem »alten Leben« redeten, hatten Tränen in den Augen, wenn sie von kleinen Schweinebabys sprachen. Ich bin bis heute in keiner Tierschutzorganisation und Tierschützer sind mir, ohne dass ich erklären könnte, warum, auch nicht besonders sympathisch. Ich sage dann immer: »Und was ist mit Amnesty International«? Trotzdem möchte ich mich an diesem Massenschlachten nicht beteiligen.

Es gab damals eine winzige Splittergruppe, die von Steaks träumte und davon, in die nächste Kleinstadt zu fahren und einen Burger zu essen. In meinem Viertel macht ein Burgerlokal nach dem anderen auf, erst Maultaschen, jetzt Burger. Das muss etwas mit dem Verschwinden von körperlicher Arbeit zu tun haben. Je weniger die Menschen arbeiten, Lastwagen beladen, Kühe durch einen Canyon treiben, Bäume fällen, desto mehr müssen sie Burger essen. Wenn sie gar nicht mehr arbeiten, werden sie das Fleisch dann roh essen, um sich lebendig zu fühlen?

Niemand sieht gut aus bei diesem Thema, weder die selbstgerechten Veganer, erpicht darauf, die anderen als unmoralisch hinzustellen, noch die Gesundheitsjunkies, denen es nur um ihre Versorgung mit Vitamin B 12 geht, noch die frommen Katholiken, die einmal in der Woche Fisch statt Fleisch essen, um an den Kreuzestod von Jesus zu erinnern, und auch nicht die Küken in der Mastzucht von Wiesenhof, die innerhalb eines Monats ihr Gewicht verdreißigfachen müssen, sofern sie nicht gleich lebend in die Tonne geworfen werden.

Nur Bill Clinton, der sich mittags Blumenkohl püriert, der sieht gut aus. Nur eine der gerade genannten Gruppen hätte wirklich was vom »Veggie-Day«, nämlich die Tiere. Denn wie Jeremy Bentham, der englische Philosoph, sagt: »Die Frage ist nicht: Können sie denken? Auch nicht: Können sie sprechen? Sondern: Können sie leiden?« Aber das war 1789, lange bevor die Lufthansa auf europäischen Flügen vegetarische Verpflegung abgeschafft hat.

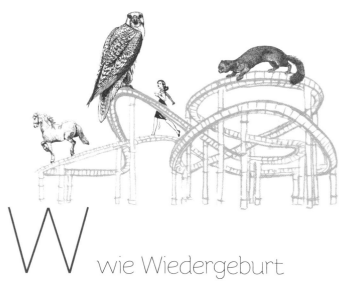

W wie Wiedergeburt oder Wallach

Vor ein paar Tagen sah ich eine Ratte vorüberhetzen. Es war eine fette Großstadtratte, ihr Fell schimmerte im Regen, und sie war in Eile – so wie du und ich. Ob das Bibbi war? Die aus der Zehnten, die Oberstreberin, die alle niederwalzte und vor ein paar Jahren einem Tsunami zum Opfer fiel? Wer auch immer sie war, die Frage ist: Was hat sie in ihrem letzten Leben ausgefressen, um jetzt als Ratte Richtung Torstraße laufen zu müssen?

Ratten haben wenige natürliche Feinde in Berlin, wirklich, sie führen nicht das schlechteste Leben, trotzdem bezweifle ich, dass jemand als Ratte wiedergeboren werden möchte.

Mir ist das Konzept der Wiedergeburt, wie es im Yoga-Milieu herumgeistert, bis heute fremd, um nicht zu sagen zuwider. Bei Wiedergeburt muss ich immer an meine Freundin C. denken (dazu später). Und an Selbstmordattentäter. Ich kann es mir nur schwer erklären, die Assoziation ergibt eigentlich keinen Sinn. Selbstmordattentäter sind schließlich Muslime, und Wiedergeburt ist eine Sache des Hinduismus.

Wobei, wenn man an den Terroranschlag in Mumbai 2008 denkt, der auf das Konto schwer bewaffneter junger Dschihadisten aus Pakistan ging, gibt es doch eine Verbindung. Der Anschlag dauerte drei Tage, das »Taj Mahal Hotel« brannte, im »Oberoi Hotel« wurde geschossen, am Schluss gab es 172 Tote. Unter den Toten waren auch Muslime, nur ein Paar aus der Türkei wurde verschont, nachdem es seine Religionszugehörigkeit verkündet hatte. Die Attentäter waren feige und verrückt, keine Frage, aber wahr ist auch, dass im indischen Kastenwesen Muslime genau wie Christen als Kastenlose seit jeher diskriminiert wurden. So finden sie zum Beispiel nur schwer Zugang zu den indischen Elite-Universitäten. Keine Ahnung, wer von den Toten jetzt happy im Himmel weilt, bekannt ist nur, dass in den Monaten nach dem Anschlag die beliebten Goa-Partys aus Sicherheitsgründen verboten wurden, und Bollywood begann, Filme mit dem Arbeitstitel »u/26 Operation Taj« zu planen. Ich war zwei Monate nach den Anschlägen im Taj Mahal. Straßenbarrieren versperrten den Zugang zum Hotel, innen waren Renovierungsarbeiten im Gang, und im »Oriental Garden« hielt ein Hochzeitspärchen verlegen Händchen. Ich dachte an einen befreundeten Berliner Galeristen, der hier um ein Haar ums Leben gekommen wäre und dessen Leben bis heute von dieser Erfahrung geprägt ist.

Das ist alles nicht lustig. Deshalb gehen mir Yogis auf die Nerven, die diese Fragen nach Leben und Tod gerne mit scherzhaftem Unterton stellen, ebenso wie die Frage danach, »als was man zurückkommen möchte«. Als Wiesel? Als Wallach? Als Wanderfalke?

Als wäre das Konzept der Wiedergeburt für uns Westeuropäer nicht schon kompliziert genug, ist es auch noch mit den Begriffen von Karma und Dharma eng verwoben. Um sich aus dem Kreislauf von Tod und Wiedergeburt zu befreien, sollst du richtig handeln, also gemäß der für dich richtigen Pflicht: Das ist Dharma. Die Konsequenzen aus deinem Handeln trägst du selbst, und wenn was in die Hose geht, musst du das im nächsten Leben ausbaden: Das ist Karma.

Diskutiert wird das alles in der »Bhagavad Gita«, dem Lieblingshandbuch der Yogis. Die »Gita« ist dieses jahrtausendealte, religionsphilosophische Gedicht, das Wilhelm von Humboldt 1825 als »das schönste« bezeichnet und das auch andere Schöngeister wie Schlegel (August) und Fichte bewunderten, das aber angeblich auch Heinrich Himmler stets bei sich trug.

Darin hadert die Hauptfigur Arjuna mit seiner Pflicht, die darin besteht, zu kämpfen und den Feind zu töten (von wegen, Yogis seien Hippies …). An anderer Stelle mahnt der Gott Krishna, der Arjuna ins Gewissen redet, zur Gewaltlosigkeit, der reinste Widerspruch. Ein bisschen ist es wie in der Bibel, wo sowohl »Auge um Auge« als auch das Gebot der Friedfertigkeit verkündet werden.

Von Selbstmordattentätern steht nix in der Gita, auch nicht im Koran oder in der Bibel. Trotzdem reden sie permanent von »Pflicht« und »Heiligem Krieg«.

Sie halten es für ihre Pflicht zu töten, spekulieren auf eine Massenorgie im Jenseits und wollen gleichzeitig hier unten bei uns in die Schlagzeilen. Ihnen wünsche ich die Wiedergeburt, damit sie sehen, wie infantil ihre Vorstellungen sind.

In »Vier Löwen«, der grandiosen Komödie über englische

Möchtegern-Dschihadisten von Christopher Morris, träumt einer der Selbstmordattentäter vom Himmel. Er stellt ihn sich vor wie die Achterbahn in einem berühmten Vergnügungspark, mit der er fahren darf, ohne sich in der langen Schlange vor der Kasse anzustellen.

Ach ja, fast hätte ich sie vergessen: meine Freundin C. Sie ist Yogalehrerin. Sie reist viel, wie es alle Yogalehrer tun müssen, die kein eigenes Studio haben, berühmt werden wollen oder auch nur einigermaßen anständig von ihrem Beruf leben wollen, und sie beherrscht den internationalen Yoga-Slang perfekt. In diesem Milieu, in dem man sich viel umarmt, nie betrinkt und ständig neue Leute unterrichten muss, ist Emotionalität nur auf den ersten Blick im Übermaß verfügbar. In Wahrheit, das weiß ich weniger von C. als vielmehr von B. – auch ein internationaler Yoga-Star –, ist es verdammt schwierig, Freundschaften zu schließen oder zu pflegen. Wenn sie auf Facebook hofft, mit Zufallsbekanntschaften für »die nächsten Leben« verbunden zu bleiben, bedeutet das nicht auch: »weil in diesem habe ich leider keine Zeit für dich?«

Nein, nein, nein, die Wiedergeburt bringt niemanden weiter. Gerade eben, ich bin am Flughafen in Athen, rufen sie zum Beispiel »Heidegger« über Lautsprecher aus. Über Heidegger weiß ich noch weniger als über Wiedergeburt und Selbstmordattentäter, nur dass er lustige Worte gebildet hat und, nun ja, tot ist. Wenn er jetzt aus seinem wohlverdienten Schlaf – man stellt sich einen hübschen Platz unter einer Linde irgendwo im Badischen vor – aufgeweckt und zur Gepäckaufbewahrung in Athen beordert würde, um dort einen speckigen Rucksack zu identifizieren, würde er sich sicher schön bedanken. Für die modernen Vorstellungen von Wiedergeburt oder Seelenwanderung hätte er allerdings ein tolles Wort parat: »Holzwege.«

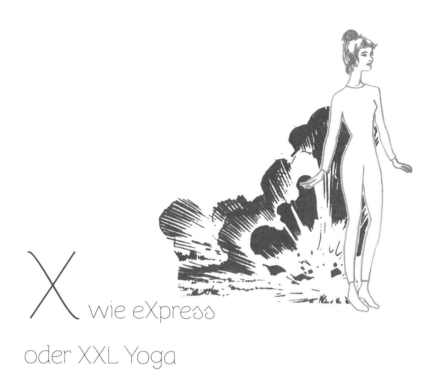

X wie eXpress
oder XXL Yoga

X habe ich tatsächlich vergessen, als ich das Yoga ABC geschrieben habe. Ich denke, das war ein Fingerzeig Gottes oder Ganeshas (des populären Elefantengotts, der gerne nascht und Streiche ausheckt). Denn das X steht für alles, was voller Geheimnisse steckt: Xbox, Terra X, Generation X. In einer Gleichung mit Unbekannten ist immer das »X« die unbekannte Größe, nie das »A«. Wenn das X so mysteriös ist, worin liegt dann das Geheimnis im zunehmenden Erfolg von Express-Yoga?

Express-Yoga werden alle die Yogastunden genannt, die weniger als eine Stunde dauern. Manche sind 45 Minuten lang, manche nur 30 Minuten, manche sogar nur zehn Minuten. Zum ersten Mal hörte ich davon im »Om Yoga Center« in Manhattan, meiner alten Schule, in der alles begann. Vor knapp zehn Jahren wurden dort plötzlich kürzere Yogastunden angeboten. Uns blieb, als wir davon hörten, erstmal die Spucke weg. Wir fanden es unerhört, Yoga und Express zusammenzubringen, aber es ist ein bisschen so wie bei Diabetiker-Schokolade oder der Geburt des metrosexuellen Mannes: Zur Not könnte man sich daran gewöhnen.

Das Geheimnis hinter Express-Yoga ist schlicht, dass wir keine Zeit haben, nicht mal für Yoga. Wenn wir eine DVD einlegen, räumen wir während der Meditation am Anfang noch schnell die Spülmaschine ein, und wenn die hübsche Yogini noch entspannt im Lotussitz sitzt, sind wir schon auf Facebook, um zu checken, was wir verpasst haben. Der Gegentrend ist längst entdeckt, wir machen Digital-Detox, schweigen im Kloster, treten uns auf Kreuzwegen auf die Füße wie in der U2 Richtung Zoo, und regelmäßig wirbt die »Zeit« in aufwändigen Dossiers dafür, auch mal in den Himmel zu schauen. Aber die Beschleunigungsgesellschaft pfeift auf die Zeit, denn seien wir mal ehrlich: Die

Wiederentdeckung der Muße muss man sich schließlich leisten können, und wir hatten nicht mal Zeit auszurechnen, wie das gehen soll, diese 30-Stunden-Woche bei vollem Lohnausgleich? Wer allerdings viel Zeit hat, über diese und ähnliche Fragen nachzudenken, sind die Dicken. Weil sie nicht arbeiten. In der Regel nicht, weil sie nicht möchten, sondern, weil man sie nicht lässt. Während die Spitze der Gesellschaft immer fitter und elastischer wird, wird der ganze große Rest immer dicker. Die Deutsche Sporthochschule hat vor einigen Jahren sogar eine Studie mit 12 835 Teilnehmern durchgeführt und ist zu dem schockierenden Ergebnis gekommen, dass die Jugend zu dick ist, um den Einstieg ins Berufsleben zu schaffen. »Fast die Hälfte der jungen Männer und ein Viertel der Frauen haben Übergewicht.« Ich kannte diese Studie nicht, aber ich habe selbst während eines Fernseh-Jobs eine Gruppe übergewichtiger Menschen kennengelernt. Sie versammelten sich in einem alten Tanzsaal in Düsseldorf zum Zumba und hatten ziemlich gute Laune. Mit dabei in gemütlicher Leinenhose war ein Psychologe, auf dessen Initiative die ganze Geschichte zurückging. Ich schreibe das so ausführlich, weil es für Adipöse wirklich schwierig ist, diesen Schritt zu machen, und man es sich mit seiner durchschnittlichen Kleidergröße einfach nicht vorstellen kann, wie schwer das Leben für dicke Menschen ist. Das ganze Gewicht, das auf ihren Gelenken lastet, das sie zu Hause in die Sofas drückt, liegt ihnen auch auf der Seele, und ohne Aktivisten wie diesen Arzt bleiben sie dort sitzen, bis sie ein Kran abholt.

Ich hatte mir in den Kopf gesetzt, dass diese Dicken auch Yoga machen sollten, XXL Yoga, und wollte dafür im Fernsehen Geld locker machen, denn es fand sich keine Krankenkasse, die so etwas bezahlen wollte. Ich verstand, dass Zumba die Dicken oder »Adikids«, wie sich manche auch nennen, auf andere Gedanken brachte und gute Laune machte. Aber Yoga würde ihnen auch helfen, nicht so hart mit sich ins Gericht zu gehen und trotzdem den nötigen Abenteuergeist zu entwickeln, den sie brauchen würden, um sich zu verändern. Ich flog also an einem ungewöhnlich heißen Frühsommertag nach Düsseldorf und rückte der Gruppe mit meinem Vorhaben mehr oder weniger ungefragt auf die Pelle. Ich unterrichtete, während ein Kamerateam filmte, eine kleine Yogasequenz mit viel Atemübungen und viel Hüftöffnern. Ich lernte, dass es richtig schwer ist, aus dem Vierfüßlerstand zum Stehen zu kommen, wenn man 140 Kilogramm wiegt. Und ich verstand, dass Haltungen wie der abwärts schauende Hund aus dem Programm fielen, weil die Handgelenke das Gewicht nicht tragen konnten und Hände und Füße generell überstrapaziert waren. Die Synchronisierung von Atem und Bewegung fiel ihnen dagegen leicht, was irgendwie naheliegend ist, wenn einem sowieso leicht die Luft ausgeht. In aller Ruhe dehnten und atmeten und streckten sie sich, kurz, sie waren, auch wenn sie keinen Handstand machen wollten, die idealen Schüler, denn sie hatten es nicht eilig.

Das Filmmaterial, das ich mit nach Hause nahm, war schön und anrührend, perfekt dafür, die Zuschauer vor dem Fernsehapparat für das Thema zu interessieren und vielleicht auch Sponsoren für das ganze Projekt zu finden. Und was geschah dann? Die Geschichte wurde aus der Sendung gekippt zu Gunsten einer süßen Kindergruppe, die singen konnte oder so. Als ich mich stinksauer beschwerte, sagte der Redaktionsleiter nur: »Die Dicken haben keine Lobby.«

Wenn die Dicken die Zeit, die sie haben, doch nur dazu verwenden würden, kleine mit eisenhartem Zuckerguss verzierte Bomben in die Reihen der Lobbyisten zu werfen, bevor diese zum Express-Yoga rennen, hätten alle was davon.

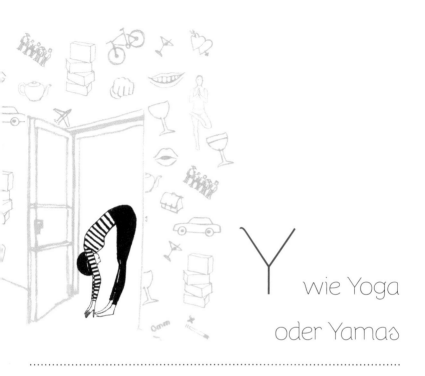

Y wie Yoga oder Yamas

Der junge Mensch will ständig etwas haben: ein Telefon, Getränke, eine Wohnung mit einem Tiefgaragenstellplatz, eine Sonnenbrille, elektronische Geräte, eine erfolgreiche Karriere. Der alte Mensch weiß, dass ihn all das nicht glücklich macht. Er will Gespräche, die das Leben und Sterben beleuchten. Er will Gefühle, jedenfalls, wenn er aus seinem Leben etwas gelernt hat. Er will sich gut fühlen, außen und innen.

Yoga kann dem Menschen dabei helfen, sich gut zu fühlen, besser zu schlafen, weniger Schmerzen zu haben, näher bei Gott zu sein. Das gibt's nicht im Gym, nicht mal beim Zumba. Yoga bringt alles zusammen, wie ein Glas guten Weins. Yoga macht einen weise.

Der Weg zur Weisheit ist eigentlich die Philosophie, aber die betreibt Haarspalterei, und das macht nicht froh. Neulich traf ich auf der Straße eine Philosophin, die ich aus dem Yoga kenne. Sie ist sehr klug und findet, dass klassische philosophische Konzepte überholt sind. Sie sagt, die Leute würden nicht moralischer dadurch, dass sie Kant lesen. Sie hat für die Humboldt-Universität Erleuchtete erforscht, in Burma und Kalifornien. Einer der Erleuchteten sagte auf die Frage, wie es sich anfühlt, nicht mehr von den Illusionen einer Ego-Identität gequält zu werden, also von dem Bewusstsein der eigenen Persönlichkeit: »It's like taking off a tight shoe!«

Okay, vielleicht muss man kurz erklären, was so schlimm ist an den Illusionen der Ego-Identität (zusammengefasst hat sie übrigens sehr schön Travis in dem Hit »Why does it always rain on me?«), wo wir doch in einer Zeit leben, in der das Individuum das Größte ist und wir alle möglichst unverwechselbar sein wollen und jeder seine eigene Marke sein will.

Ich war gerade in Frankfurt auf einer Yoga-Konferenz, und natürlich haben sich hinter mich zwei Typen mit Kopfhörer gesetzt, die stumpfen Techno gehört haben, so laut und dumm, dass man sich das Mittelalter zurückwünscht, in dem die Mönche den Geschmack geprägt haben. Obwohl sich niemand sonst gestört fühlte, habe ich die beiden streng zur Ordnung ermahnt. Sie stellten ihre pfannkuchengroßen Kopfhörer leise, natürlich nur vorübergehend. Ich musste mich noch mal umdrehen.

Als Yogis neigen wir dazu, Kontrollfreaks zu sein. Logisch, wer auf einem Bein oder zwei Unterarmen balanciert, sollte seine Gliedmaßen und Gedanken besser im Griff haben. Als Yogis und trainierte Selbstbeobachter wissen wir aber auch, dass wir es gern mit unserer Kontrolle übertreiben. Dann arbeiten wir hart daran, lässige Hippies zu sein, beziehungsweise viel mehr daran, gar nicht irgendwas Bestimmtes zu sein, keine Frühaufsteher, keine Kaffeetrinker, keine Garnichts, sondern nur eine leere weite Fläche, ein charakterliches Sibirien. Die Idee, sich von Vorlieben und Abneigungen zu befreien, ist eine der zentralen Ideen in der Yoga-Philosophie, und damit wir uns nicht selbst belügen, sind wir zur Wahrheit verpflichtet.

Wahrheit, auf Sanskrit »Satya«, ist das zweite Gebot der Yamas, jener uralten Regeln, die eine Art Verhaltenskodex des Yoga bilden. Das erste Gebot ist »Ahimsa«, Gewaltlosigkeit, das dritte ist »Asteya«, Nicht-Stehlen, das vierte »Brahmacharya«, sexuelle Enthaltsamkeit, oder besser übersetzt »guter Sex«, und das letzte »Aparigraha«, Nicht-Anhäufen.

Mir gefallen die sperrigen deutschen Übersetzungen, denn es wird gleich klar, dass einem ganz schön viel abverlangt wird, wenn man sich auf den sogenannten Yoga-Weg begibt. Am Ende dieses langen Weges, der damit anfängt, Gewalt zu vermeiden, lockt dann die Erleuchtung.

Die Erleuchteten sprechen vom Aufwachen. Ich kenne einige Buddhisten, die auffällig nervös und schlecht gelaunt sind, und frage mich, ob es nicht besser für alle wäre, wenn sie einfach so blieben, wie sie sind, anstatt weiter vergeblich nach Erleuchtung und Gleichmut zu streben.

Mit den Resten meiner Ego-Identität frage ich die kluge Philosophin kritisch: »Ist dieser Gleichmut, auf den alle scharf sind, nicht die faulste Form der Existenz?«

»Nein, im Gegenteil. Die Ich-Grenze filtert. Wenn die wegfällt, bekommst du die volle Ladung bedingungsloser Liebe ab. Niemand zieht sich in den Himalaja zurück.«

Meine Ich-Grenze filtert die Uhrzeit, und ich muss noch rasch in den Bio-Supermarkt, wo Typen mit heavy Ego-Identität und ungezogenen, schreienden Kindern im Wagen in der Schlange vor der Kasse drängeln. Wenn man aufwacht im Sinne der Buddhisten, liebt man die dann auch? Arrrgh, wahrscheinlich ja. Ich habe noch niemanden getroffen, der erleuchtet ist, unterbeleuchtet schon. In all den Jahren habe ich noch niemanden kennengelernt, der sich tatsächlich wesentlich geändert hat, der friedlich mit seinen Unzulänglichkeiten lebt, Missgeschicke niemals persönlich nimmt und der Umwelt nicht mit seinen Sorgen auf die Nerven geht.

Jetzt, da ich alt werde, bin ich dünnhäutiger als früher. Wenn etwas Schlimmes passiert wie neulich vor Lampedusa, deprimiert mich die Scheinheiligkeit der Verantwortlichen in Brüssel und Berlin. Davon hat niemand etwas, ich auch nicht. Ich mache Atemübungen gegen die Dünnhäutigkeit, wenig Feueratem, langes Ausatmen. Eigentlich müsste ich weiter sein auf dem Yoga-Weg, aber gerade sieht es nicht so aus, als ob sich viel bewegt. Vielleicht ist Yoga ja kontraproduktiv, die Empfindsamkeit eine Spätfolge von fast zwei Jahrzehnten Yoga-Praxis und der Narzissmus die Folge ständiger Selbstbeschau. Aber zurück kann ich nicht. Ich bin abhängig. Ich bin ein Yoga-Junkie wie viele meiner Freunde.

Manche sind Sänger, manche Künstler, viele schreiben irgendwas, die meisten verdienen wenig Geld, allesamt sind wir Autisten des digitalen Zeitalters. Es sind nicht die anderen. Wir sind die anderen. Wir unterwerfen uns dem Diktat der Harmonie, weil es uns von uns befreit.

In Frankfurt fuhr mich ein iranischer Taxifahrer und Adorno-Fan zur Konferenz. Ich fragte ihn, was ihn glücklich machen würde. Antwort: »Unglück.«

Er war ein Aufklärungsfanatiker, was man verstehen kann, wenn einer aus dem Iran kommt. Aber was soll's. Ich habe auch keine Antwort.

Aber so viel weiß ich: Yoga macht eine Tür auf zu einem Raum, den ich brauche. Es ist still dort und weit, in den Ecken ist es dunkel, überhaupt brennt dort kein Licht, es ist wie früher in der Kirche, automatisch fängt man an zu flüstern. Es ist ein bisschen wie in diesen alten Zisterzienserklöstern. Es ist ein Raum ganz im Hier und Jetzt, in dem ich nichts bin. Nicht amüsant, nicht liebenswert, nicht eifrig, nicht mütterlich, nicht frech, auch nicht düster, niedergeschlagen, eifersüchtig. Ein großer Teil von mir löst sich dort auf, etwas anderes tritt an seine Stelle, eine Leere eben, die nichts Beängstigendes hat. Das ist alles. Und es ist genug.

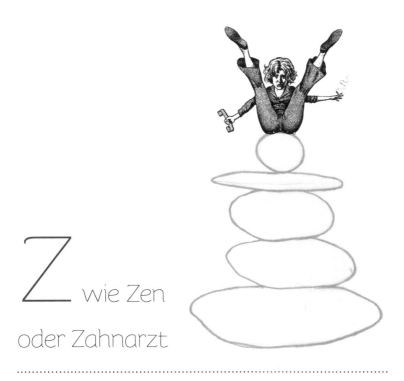

Z wie Zen
oder Zahnarzt

Gerade habe ich eine Einladung nach Bali abgesagt. Ist mir schon klar, dass das ziemlich überheblich klingt. Aber 25 Stunden Flug, nur um sich dann unter einen Palmenwedel zu setzen und Einkehr zu halten - vergesst es. Eine Batikbluse tragen und ins Grüne schauen kann ich auch im S-Bahnbereich der Berliner Verkehrsbetriebe. Sitzen kann man schließlich überall, und nichts Anderes ist Zen, genauer gesagt Zazen, still sitzen und die

Klappe halten. Die Leute versprechen sich viel davon, Klöster sind ausgebucht, Konzernchefs werden Mönche, der »Stern« macht eine Titelgeschichte. Obwohl die Sehnsucht groß ist nach der Stille, haben die Menschen Angst davor. Sie telefonieren selbst in Zugwagons, die als Ruhezone gekennzeichnet sind. Angst vor der Langeweile. »Mir wird so langweilig im Zug, dass ich vor Überdruss heulen könnte«, beschwerte sich Gustave Flaubert 1864, »man könnte meinen, jemand habe einen Hund im Abteil vergessen, aber nein, es ist Monsieur Flaubert, der stöhnt.« Dabei wäre es so naheliegend: Zen im Zug.

Als Shunryu Suzuki, einer der bedeutendsten Zen-Lehrer des 20. Jahrhunderts, 1959 in San Francisco ankam, war gerade William S. Burroughs »Naked Lunch« erschienen, ein Jahr davor Jack Kerouacs »The Dharma Bums«. Alle wichtigen Vertreter der Beat Generation versammelten sich in der Stadt zur legendären »San Francisco Renaissance« und lasen hübschen Mädchen betrunken Gedichte vor. Ein Wunder, dass überhaupt jemand Suzuki zuhörte, aber unten den weißen, düster gestimmten Hippies, denen es bei Kerouac und Co zu laut zuging, fand sich eine kleine ernsthafte Anhängerschaft, die stetig wuchs. Suzukis Weltbestseller »Zen-Geist, Anfänger-Geist« (1970) ist noch heute das Buch, das sich Leute bei Dussmann kaufen, die mal in den Buddhismus hineinschnuppern möchten, und es ist ein gutes Buch. Der erste Satz lautet: »Im Anfänger-Geist gibt es viele Möglichkeiten, im Geist des Experten nur wenige.«

Gerade findet eine Renaissance der Langeweile statt, immer mehr Leute machen sich für sie stark, und Google-Chef Eric Schmidt, der noch vor ein paar Jahren sagte: »Ihr müsst euch nie mehr langweilen, denn es gibt einen unendlichen Strom an Information und Unterhaltung« wird hoffentlich nervös. Was, wenn niemand seinen unendlichen Strom haben will, wenn niemand mit dieser blöden Brille (Google Glass) herumlaufen will und Google Now boykottiert wird, weil solch ein Augenblick auch so zu haben ist, ganz ohne Integrated Personal Assistent.

Der Freund meiner Schwester sitzt zum Beispiel jedes Mal, wenn sich die Familie im Haus meiner Eltern trifft, morgens auf dem Gästebett und meditiert. Er ist als Einziger in der Familie praktisch veranlagt und hat die Regale im Gästezimmer angebracht, auf denen unsere alten Kinderbücher stehen, denn unsere Kinderzimmer gibt es nicht mehr. Wir sitzen unten bei einem Frühstück, das sich bis in den Nachmittag hineinzieht, jammern herum, wie schön es früher war, und er sitzt oben neben »Ferien auf Saltkrokan« und »Semolina Seidenpfote«, fröhlich im Hier und Jetzt, denn er spricht kaum Deutsch und hat null Probleme mit der Nostalgie. Wenn er fertig ist, kommt er gutgelaunt herunter und isst ein Ei.

Vielleicht müsste man, wenn einen schon eine halbe Stunde stilles Sitzen so zufrieden macht, einfach immer länger sitzen und irgendwann gar nicht mehr aufstehen und wäre so für den Rest seines Lebens alle Sorgen los. Man wird nicht unbedingt glücklich dadurch, aber manchmal ist es ein Trost, wie ein schöner Gottesdienst.

Am Tag nach 9/11 machte ich mich auf den Weg zum Dharma-Talk in meiner Yogaschule auf der 14sten Straße in Manhattan. Eigentlich wollte ich zum Blutspenden gehen, weil man noch auf Überlebende hoffte, aber dann ging ich doch zur Yogaschule. Seit meiner Ausbildung, in der das regelmäßige Meditieren in der Schule Pflicht gewesen war, war ich nicht mehr zum Dharma-Talk gegangen, ein normaler antiautoritärer Reflex. Dabei hatte ich es immer gemocht. Jeder nahm sich ein dickes Kissen, die psychisch Labilen bauten sich sogar immer einen regelrechten Thron aus Decken, eine Sandburg für die Seele, dann wurde eine Stunde geschwiegen und gegen den zunehmenden Sauerstoffmangel im Raum gekämpft. Hinterher waren alle erleichtert, Gerad machte Witze über Sex, und ich ging mit dem erhabenen Gefühl nach Hause, für eine Stunde kein zynischer, menschlicher Versager gewesen zu sein.

An jenem Tag, der sich wie ein Sonntag anfühlte – das Viertel war bereits abgeriegelt, es fuhren keine Autos, eine strahlende Septembersonne schien durch die dreckigen Fenster auf den Altar –, war nichts von der üblichen Selbstgerechtigkeit zu spüren, die sich unweigerlich überall ausbreitet, wo sich Leute mit zu viel Geld und frustrierte Hippies zusammen auf den Boden setzen. Es tat einfach nur gut.

Ich bin mir nicht sicher, wie viel die Menschen, die zum Blutspenden gegangen sind, davon hatten, dass wir da saßen. Bei einem der nächsten Treffen brach Amy Ippoliti, heute eine der prominentesten Anusara-Lehrerinnen der Welt, nach der Meditation in Tränen aus. Sie erzählte, wie zwei kleine Vögel am 11. September gegen ihre Fensterscheibe geknallt seien, draußen auf der Farm vor der Stadt. Sorry, aber das war mir zu viel. Es ist nichts Persönliches, aber ich bewegte mich schon damals lange genug in der Yogaszene, um Leuten, die ihr Mitgefühl derart naiv vor sich hertragen, nicht zu misstrauen. Als ob es nicht schon genug Todesopfer zu beklagen gegeben hätte.

Heute, wo alles Zen ist, (Zermatt, Zellatmung, Zadie Smith, Zinskurse, vermutlich sogar die Zeugen Jehovas) gibt es kaum noch jemanden, der nicht Zen sein will. Außer meinem Zahnarzt, der winkt ab: »Die Leute wollen alles, nur nicht im Hier und Jetzt sein. Die ziehen sich am liebsten James Bond während der Behandlung rein.« Vielleicht sollte man das Ganze einfach etwas tiefer aufhängen, wie Loriot es vorgeschlagen hat: »Ich möchte hier einfach nur sitzen.«

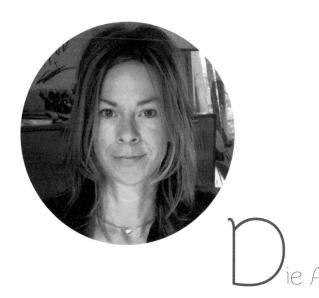

Die Autorin

Kristin Rübesamen, geboren in München, studierte deutsche und russische Literatur und arbeitete für Spiegel-TV und das ZDF. Nach einem Jahrzehnt in New York und London lebt sie nun mit ihrer Familie in Berlin. Sie schreibt für u.a. für die Süddeutsche Zeitung, die Frankfurter Allgemeine Sonntagszeitung und veröffentlichte mehrere Bücher - zuletzt mit Angelika Taschen »Great Yoga Retreats«. Kristin Rübesamen ist zertifizierte Jivamukti- und Om-Yogalehrerin und unterrichtet Yoga in Berlin und auf der ganzen Welt.

Trau dich!

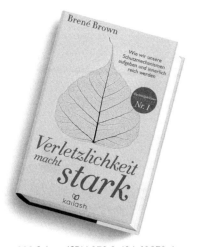

320 Seiten. ISBN 978-3-424-63079-4

Dieses Buch räumt mit dem kulturellen Mythos auf,
dass Verletzlichkeit Schwäche bedeutet. Im Gegenteil:
Sie ist die Quelle von Liebe, Freude, Zugehörigkeit und
Kreativität. Unter Brené Browns behutsamer Anleitung
entdecken wir die Kraft, die wir hinter unseren Schutz-
panzern verbergen, und entwickeln den Mut, Großes
zu wagen. Der Nr.-1-Bestseller aus den USA.

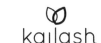

Achtsamkeitsübungen und Inspirationen für jeden Tag

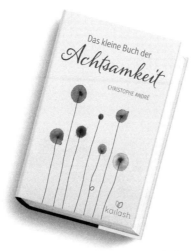

176 Seiten. ISBN 978-3-424-63083-1
auch als E-Book lieferbar

Eigentlich will jeder gelassen sein, egal was passiert. Aber das Leben ist nicht gleichförmig. Jeden Tag aufs Neue werden wir beunruhigt, verunsichert und gestresst. Anhand 25 kleiner Episoden aus der Gefühlswelt und dem täglichen Leben zeigt Christophe André, wie wir achtsamer werden mit uns und mit unserer Umwelt. Wir hören leichter auf unsere innere Stimme und finden Harmonie, wenn wir Achtsamkeitsmomente annehmen.

Überall, wo es Bücher gibt, und unter www.kailash-verlag.de